# XXL Cholesterin senken

# KOCHBUCH

## UND

# RATGEBER

Mit sehr leckeren und alltagstauglichen Rezepten inkl. Nährwerte für gesunde Blutfettwerte.

BONUS: 28 Tage Ernährungsplan

HEINRICH STEGMAIER

# INHALT

# EINLEITUNG

Cholesterin begleitet uns ein Leben lang – allein, weil wir es für den Stoffwechsel bitter benötigen. Oft wird gerade im Alter ein viel zu hoher Cholesterinspiegel festgestellt. Dann ist es meist fünf Minuten vor zwölf. Cholesterin kann man aber auch bewusst über Jahrzehnte in Schach halten – wenn man sich dessen bewusst ist. Und dafür bedarf es gar keiner schwierigen Übungen und zeitaufwändiger Aufgaben. Die Senkung zu hoher Cholesterinwerte ist dabei nicht durch eine Universallösung umsetzbar.

Stattdessen offenbart ein Programm aus fünf elementaren Säulen die Reduzierung gefährlicher Blutfettwerte sowie die Prävention vor Herz- sowie Blutgefäßerkrankungen. Dazu gehört erst in letzter Instanz die Minderung des Cholesterins aufgrund von Medikamenten dazu. Vielmehr wird allein durch eine jahrzehntelange gesunde Ernährung ein entscheidender Aspekt an die persönliche Seite gestellt. Zusätzlich mit einer Angewöhnung von regelmäßiger Körperertüchtigung und Bewegung kann dies bereits Wunder bewirken. Auch zwei relevante sozialpsychologische Punkte dürfen hierbei nicht außer Acht gelassen werden. Mit der Absenkung des eigenen Stresslevels und dem Ausgleich einer gesunden Familien- und Freundesstruktur locken deutlich bessere Erfolge beim Plan Cholesterinabsenkung.

In diesem Buch soll es um die alltägliche Begleiterscheinung der Verpflegung gehen: Sie gibt uns jede Menge Potenzial, das Risiko an Erkrankungen aufgrund eines hohen Cholesterinspiegels deutlich zu minimieren. Mit dem Reiz mediterraner Küche und dem Verzehr von mehr Omega-3-Fettsäuren sowie Pflanzenstoffen aus Obst sowie Gemüse beschenken Sie sich selber. Doch auch das geht nicht ohne den optimalen Rückhalt!

Die Wahl für eine gesunde Ernährung ist nicht mit Verzicht gleichzusetzen, sondern spiegelt einen bewussten Griff zu den richtigen Lebensmitteln wider. In den unten ausgeführten Rezepten wird schnell klar, dass jeder Geschmack bedient werden kann. Da darf es schon einmal ein spezielles Sonntagsgericht sein, wenn der Ernährungsplan im Gesamten gut aufgestellt ist. In diesem Sinne...

*Guten Appetit!*

# GESUNDE ERNÄHRUNG SENKT DAS CHOLESTERIN

Cholesterin als Fettbegleitstoff zeichnet sich im täglichen Energiehaushalt unseres Körpers und dem Stoffwechsel als unerlässlich heraus. Das aus den griechischen Wörtern „cholé“ (Galle beziehungsweise Gallenflüssigkeit) und „stereós“ (fest beziehungsweise verhärtet) entlehnte Cholesterin weist sich als elementar für den ganzen Biorhythmus. Doch es gibt wie überall auch einen Haken: Der schmale Grat zwischen wichtigem Stofflieferanten und gesundheitsschädlicher Einlagerung liegt gerade auf die Lebensjahre betrachtet als große Herausforderung in unser aller Leben.

Da Cholesterin in pflanzlichen Produkten nicht vorkommt, wäre die Strategie des Umschwungs auf Vegetarismus und Veganismus die einfachste Lösung. Es ist nachweisbar, dass Personen mit dieser Ernährungsphilosophie deutlich weniger betroffen sind – und dann meist aus einer Erkrankung heraus und nicht aufgrund des Ernährungsstils. Doch diese drastische Einschränkung muss nicht einmal sein, wenn einfach mehr Bewusstsein, Aktivität und natürlich auch der Blick auf die gesunde Ernährung gelegt wird.

Folgend werden Ursachen und Folgen, mögliche Maßnahmen und weitere Tipps gegen zu hohe Cholesterinwerte detailliert aufgezeigt.

Des Weiteren lassen sich die über 150 Rezepte als Ansporn für eine leckere und dabei gleichzeitig gesunde Ernährungsumstellung verstehen. Es ist nicht schwer, gegen zu hohe Cholesterinwerte aktiv zu werden. Es kommt viel mehr darauf an, dass es früh genug geschieht. Und so kann jeder von uns mit simplen Mitteln seinen Alltag bereichern und parallel schweren Erkrankungen sowie einer Medikation vorbeugen.

# 1. DIE VORBETRACHTUNG ZUM CHOLESTERIN

Bevor es an mögliche Maßnahmen gegen hohes Cholesterin geht, sollten einige Fragen geklärt werden. Damit die Grundproblematik verstanden werden kann, bedarf es deshalb einiger Theorie – aber keine Sorge, es geht bald ans Kochen!

## 1.1 WAS IST CHOLESTERIN?

Mit der Nahrung wird Energie in Form der drei großen Segmente Kohlenhydrate, Fett sowie Proteine aufgenommen. Vor allem in den Fetten steckt dabei ein großes Potenzial für den Energiehaushalt im Körper. Daher werden sie im Blut zu den relevanten Einsatzorten im Leib befördert. Daher ist der Blick auf das Blut bei der Bestimmung des Cholesterins unerlässlich. Die Blutfette lassen sich in zwei wesentliche Bestandteile unterteilen: Die Triglyceride (auch als Neutralfette bekannt) sowie das Cholesterin. Letzteres zeichnet sich als besonders relevant für die Zellmembran aus – die Umhüllung der Zellen. Des Weiteren erweist es sich als unverzichtbar hinsichtlich der Hormonbildung sowie für einige Stoffwechselprozesse. Als Hauptbestandteil der Gallensäurebildung (daher auch der Name) trägt es elementar zur Fettverdauung bei. Außerdem sorgt es für die Isolierung sämtlicher Nervenzellen sowie mancher Hormonproduktion.

Bei Cholesterin handelt es sich beispielsweise um eine Vorstufe von Cortisol beziehungsweise des Sexualhormons. Und auch bei der Produktion des relevanten Vitamin D ist es vonnöten. Ansonsten wäre die Umwandlung von Kalzium für den Knochenbau nicht ohne Weiteres realisierbar.

Es ist zudem wichtig zu wissen, dass jede Zelle Cholesterin herstellt. Das Gehirn verfügt sogar über einen separaten Cholesterinstoffwechsel. Ein zu niedriger Cholesterinspiegel ist daher selten existent. Studien zufolge wirkt sich dieser Zustand nicht negativ auf beispielsweise das Wachstum und die Entwicklung von Embryonen aus – ein rarer Zeitpunkt, während dem wir alle über einen sehr niedrigen Cholesterinspiegel verfügen. Neben dem 80-prozentigen, selbst generierten, Anteil nimmt unser Körper eine erheblich kleinere Menge Cholesterin aktiv über den Darm aus der Nahrung auf. So kann es leicht dazu führen, dass insgesamt eine zu hohe Konzentration in der Gefäßwand oder im Blut vorzufinden ist. Diesem Umstand wiederum folgen in der Regel Gefäßverkalkungen und Durchblutungsstörungen. Aus einem sehr wichtigen Naturstoff für den eigenen Stoffwechsel kann sich unter verschiedenen Rahmenbedingungen somit ein Gefahrenpotenzial auf Arteriosklerose, Herzinfarkt und Schlaganfall ergeben.

Zur besseren Einteilung spricht die Medizin mit dem Fokus auf das Gesamtcholesterin ab 200 mg/dl von einem erhöhten Cholesterinspiegel. Dabei muss aufgezeigt werden, dass drei Fünftel der Erwachsenen unter diesem Gesundheitsproblem leiden. Es ist ebenso festzustellen, dass mit einem minimalen Unterschied mehr Frauen betroffen sind. Wird nur der LDL-Anteil berücksichtigt, sollte sich dieser unter 160 mg/dl im Normalzustand und unter 100 mg/dl bei einer Person mit entsprechendem Risiko auf eine koronare Herzerkrankung einpegeln. Der Blick auf die HDL-Konzentration darf natürlich nicht fehlen. Dieser beträgt in einem guten Rahmen über 40 mg/dl bei Männern und 50 mg/dl bei Frauen. Lediglich zehn Prozent der Betroffenen weisen einen konstanten Wert über 300 mg/dl auf, ab dem die Ernährungsumstellung leider keinen Einfluss mehr auf den Cholesterinspiegel nehmen kann.

## 1.2 IST CHOLESTERIN SCHÄDLICH?

Wie bereits erwähnt, ist Cholesterin besonders relevant. Wie bei allen Fragen im Leben kommt es auch bei der Frage nach dem Grad der Schädlichkeit dieses Naturstoffes auf die Menge an. Nach der Nahrungsaufnahme werden beispielsweise die Triglyceride (Neutralfette) sowie das Cholesterin in Tropfen zerlegt. Man spricht von der Emulgation durch Gallensäure. Von der Schleimhaut des Dünndarms lassen sie sich folglich aufnehmen. Von hier aus werden sie als Lipoproteine über die Lymphkanäle sowie das Blut Richtung Leber transportiert. Vorwiegend die Triglyceride werden folglich in die Muskulatur zur Energiegewinnung geschickt.

Der Rest wird eingelagert – leider oft von außen betrachtet auch sichtbar als Körperpolster. Mit einem Blick auf die Leber und deren Leberzellen inklusive LDL-Cholesterin-Rezeptoren ist die Hauptsteuerung der Cholesterinkonzentration im Blut gefunden. Damit die Ressourcen zum Aufbau der Zellmembranen effizient an die benötigten Stellen im Körper gelangen, wird es mit dem Blut transportiert. Allerdings lässt sich das Cholesterin – genau wie die Triglyceride – nicht in Wasser lösen. Daher werden sie in kleinere Teile gespalten.

Diese Lipoproteine werden dabei grob in drei, der Dichte entsprechenden, Klassifizierungen eingeteilt. Cholesterin wird folglich als Very-Low-Density-Lipoproteine (VDL mit sehr geringer Dichte), Low-Density-Lipoproteine (LDL mit geringer Dichte) oder High-Density-Lipoproteine (HDL mit höherer Dichte) durch den Blutkreislauf befördert. Das LDL-Cholesterin ist vorwiegend durch Cholesterin geprägt, während das HDL-Cholesterin signifikant Proteine aufweist – das zum Thema, weshalb es „gutes" (HDL) und „schlechtes" (LDL) Cholesterin gibt. Beim Fokus auf mögliche Gefäßerkrankungen schrillen nunmehr vor allem beim Thema LDL die Alarmglocken. Diese haben sich in zahlreichen medizinischen Studien als hauptsächliche Ursache dafür beziehungsweise eine Begünstigung von Plaques – Ablagerungen innerhalb der Gefäße – erwiesen.

Des Weiteren geht mit einer hohen LDL-Konzentration auch ein höheres Risiko auf einen Herzinfarkt einher. Nachweislich hängt die Sterblichkeit aufgrund einer Herz-Kreislauf-Erkrankung ebenso von einer entsprechend hohen Konzentration des Low-Density-Lipoproteins ab. Mit einer familiären Veranlagung steigt die Gefahr umso mehr. Demzufolge ist eine zu hohe Konzentration an LDL-Cholesterin insbesondere auf die Zeit gesehen für alle Menschen sehr schädlich. Ein Zuviel an allem bedarf eines geeigneten Lagerplatzes innerhalb unseres Körpers und eben auch der Blutgefäße. Mit dieser Assoziation sollte die grundlegende Gefahr von einem zu hohen LDL-Wert bildlich nachvollziehbar sein. Sollte das Cholesterin die gut verträgliche Menge übersteigen, führt dies zwangsweise zur Einlagerung in die Blutgefäßwände.

## 1.3 GIBT ES PRINZIPIELLE URSACHEN?

Eine gesunde und cholesterinsenkende Ernährung kann im Anfangsstadium die LDL-Werte wirkungsvoll senken. Der Auswahl „richtiger Lebensmittel" kommt daher einer besondere Rolle bei. Im Umkehrschluss trägt die übermäßige Einnahme von tierischen Fetten – immer im Vergleich zur Alltagsgestaltung – zum Anstieg des Cholesterins bei. Aber auch einige körperliche Belastungen und bereits existente Erkrankungen fördern die Anhebung des Cholesterins und dessen Ablagerung. Zu diesen zählt die verhältnismäßig große Gruppe von folgenden Krankheitsbildern:

- Adipositas (Übergewicht)
- Hypertonie (Bluthochdruck)
- Diabetes Mellitus (Zuckerkrankheit)
- Gallengangsverschluss
- Hypercholesterinämie (Stoffwechselerkrankung)
- KHK (Koronare Herzkrankheit)
- Leberschaden
- Nierenerkrankung

- Schilddrüsenunterfunktion
- Zuckerstoffwechselkrankheit
- Bauchspeicheldrüsenerkrankung
- Magersucht
- Metabolisches Syndrom (Auftreten mehrerer obiger Punkte)
- (- Überstandener Herzinfarkt oder Schlaganfall)

Übergewicht wirkt sich aber nicht nur negativ auf die Blutfettwerte und das LDL-Cholesterin aus. Adipositas belastet zudem auch die Gelenke stark. Des Weiteren werden sich Atmungs- sowie Schlaf-Atmungsstörungen als Folge abzeichnen. Jede durch zu hohes Cholesterin verursachte Krankheit bringt sehr viele einschränkende Konsequenzen mit sich. Aber auch fern der medizinischen Krankheitsbilder beeinflussen noch weitere Punkte einen möglicherweise katastrophalen Anstieg der körpereigenen LDL-Werte:

- Bewegungsmangel
- Falsche Ernährung (Gesättigte Fettsäuren, Transfette, wenig Pflanzenstoffe usw.)
- Hormonveränderungen (Wechseljahre, Schwangerschaft usw.)
- Medikamenteneinnahme (Androgene, Gestagene, Entwässerungsmittel, Anabolika usw.)
- Dauerhafter Stress
- Rauchen
- Alkoholkonsum

Auf zwei spezielle Aspekte soll nun noch einmal etwas detaillierter eingegangen werden.

### 1.3.1 GENETISCHER DEFEKT – HYPERCHOLESTERINÄMIE

Cholesterin sammelt sich durch unausgewogene und einseitige Ernährung und wenig Aktivität im Alltag im Körper an. Aber auch ein genetischer Defekt der körpereigenen LDL-Rezeptoren verursacht mitunter eine Hypercholesterinämie. Ist dies der Fall, verfügen Patienten über sehr wenige bis hin zu keinen funktionalen Rezeptoren. Dies führt unweigerlich zu schwerer Arteriosklerose oder Herzinfarkten in sehr jungen Jahren. Als Referenz gilt hierbei ein erhöhter LDL-Blutwert von über 190 mg/dl. Es wird mittlerweile davon ausgegangen, dass unter 250 bis 300 Menschen sich ein Patient dieser Erbkrankheit befindet. Wird dieser Gendefekt von einem Elternteil vererbt, spricht man von einer heterozygoten Hypercholesterinämie. Deutlich schlechter sehen die Rahmenbedingungen einer homozygoten Hypercholesterinämie aus, bei der beide Elternteile diesen Defekt aufweisen. Neben dieser Variante der Fettstoffwechselstörung gibt es aber auch andere Erkrankungen:

- Hypertriglyceridämie – erhöhte Triglyceride + VDL-Werte
- Hyperlipidämie – erhöhte Triglyceride + VDL-Werte + gleichzeitig niedrige HDL-Werte
- Hypo-Alpha-Lipoproteinämie – niedrige HDL-Werte

### 1.3.2 FETTSÄUREN

Generell wird zwischen drei Gruppen von Fettsäuren unterschieden: Den gesättigten sowie die einfach beziehungsweise mehrfach ungesättigten Fettsäuren. Ohne zu tief in die Lebensmittelchemie einzutauchen, stellt man sich Fettsäuren am besten als langkettige Verbindungen aus verschiedenen Atomen vor. Diese sind wiederum entweder einfach oder mit Doppelbindungen zur jeweiligen Kette konstruiert.

Generell gilt es, sich ganz simpel zu merken: Den Verzehr von tierischen Fetten gilt es einzuschränken, da diese sich primär auf den LDL-Wert niederschlagen. Fleisch und Wurst, Käse und Butter sowie Sahne wirken daher schlechter auf unseren Körper. Des Weiteren beeinflussen ebenso industriell hergestellte Fettsäuren einen gefährlichen Anstieg des Cholesterins. Diese als Transfettsäuren bestehenden Produkte aus Ölen werden oft für Fast-Food-Artikel sowie Fertiggerichte verwendet. Auch aus diesem Grund sollte der Blick auf die frische und gesunde Ernährung gerichtet werden. Neben der Wahl der „richtigen Fette“ empfiehlt sich im Allgemeinen ein fettarmes Kochen – allein schon eine beschichtete Pfanne reduziert den Ölbedarf ungemein.

Tipp: Legen Sie erst nach dem Erhitzen des Öls die Nahrungsmittel in die Pfanne. So wird das Lebensmittel deutlich weniger Fett aufnehmen.

Zu den gesättigten Fettsäuren (GFS) gehören Kokos- sowie Palmkernfettsowie Schweineschmalz und Butter an sich. Dazu sollten möglichst Aufschnitt, Käse und Fleisch mit viel Fettanteil reduziert werden. Bereits der Griff zum Enten- beziehungsweise Gänseschmalz bieten den Gaumenfreunden den Ersatz von einfach ungesättigten Fettsäuren (EUFS). Zusätzlich darf die Wahl auf Sesam-, Raps- und Olivenöl fallen. Möchte man lieber nur noch mehrfach ungesättigte Fettsäuren (MUFS) in die Nahrungsroutine integrieren, stehen exemplarisch Lein- sowie Distelöl parat. Alternativ offenbaren dies ebenso Sonnenblumen- sowie Nussöl oder eine Diät-Margarine. Außerdem existieren essenzielle Fettsäuren. Sie sind für den Körperstoffwechsel lebensnotwendig, können jedoch nicht selbst von unserem Körper hergestellt werden. Daher müssen diese stets ungesättigten Fettsäuren mit der Nahrung aufgenommen werden. Darunter zählen die Omega-3-Fettsäuren Eicosapentaen- (EPA), Docosahexaen- (DHA) und die Alpha-Linolensäure. Diese dienen unter anderem der Stabilisation der Blutgefäße. Aber auch die Omega-6-Fettsäuren Arachidon- sowie Linolsäure gehören dazu. Mit dem Hauptvertreter der einfach ungesättigten Fettsäuren – der Ölsäure – wartet zudem die Omega-9-Fettsäure schlechthin auf die Genießer. Sie findet sich in ausreichender Menge in Avocados wieder und ist der Cholesterinkiller perse.

Tipp: In einigen Studien wurde herausgefunden, dass Weidehaltung anstelle der Stallhaltung eine Steigerung der essenziellen Fettsäuren im Fleisch bewirkt. Ohne kompletten Fleischverzicht lässt sich mit dem bewussten Konsum schon einiges Positives erzielen. Zudem sollte möglichst komplett auf Transfettsäuren verzichtet werden. Obligatorisch gesunde ungesättigte Fettsäuren werden in der Nahrungsmittelindustrie bei der Produktion von Fertiggerichten im Vorfeld erhitzt. Dadurch verhärten sie und wirken sich vergleichbar negativ wie gesättigte Fettsäuren auf die Blutgefäße aus. Diverse Backfette, Fast Food und im Prinzip alle Instant-Produkte können diese enthalten. In frittierten Speisen und Fertigkuchen oder Gebäck aus dem Lebensmittelhandel treten sie ebenso auf. Berücksichtigt man diesen Aspekt des Verzichts auf Transfettsäuren, senkt dies den LDL-Wert bis zu 10 Prozent – ganz ohne Nebenwirkungen oder gar Medikamente.

Tipp: Die Entscheidung pro Butter oder Margarine sollte nicht anhand des Wortes, sondern des Inhalts gefällt werden. In Margarine finden sich oft weniger gesättigte Fettsäuren, aber dafür sehr viel mehr Zusatzstoffe.

## 1.4 WAS FOLGT AUF ZU HOHES CHOLESTERIN?

Erhöht sich das Cholesterin für einen kurzen Zeitabschnitt ein wenig, wird das generell keine schwerwiegenden, gesundheitlichen Konsequenzen nach sich ziehen. Jedoch liegen die langzeitliche Veränderung und damit der schädliche Anstieg oft in einer persönlichen Lebensart begründet. Die wird meist schon in jungen Jahren aufgebaut und zieht sich folglich durch jeden Tag, jede Woche und schließlich Jahre und Dekaden.

Die Gefahr besteht nun in der langjährigen Förderung eines Anstiegs beziehungsweise der routinierten Aufrechterhaltung eines hohen Cholesterinspiegels. Eine besondere Schwierigkeit hinsichtlich dieses Themas besteht in der unbewussten und fast nicht wahrnehmbaren Verschlechterung der körperlichen Entwicklung und gleichzeitig der körperlichen Belastung. Oft sind leider erst die damit verbundenen Erkrankungen als Folge ein Abbild schlechter körperlicher Konstitution – die im Prinzip von Anfang an sehr einfach zu verbessern gewesen wäre. Nach einiger Zeit der Überbelastung durch zu hohe LDL-Werte resultiert eine signifikante Erhöhung des Risikos auf unterschiedliche Krankheiten:

- Angina Pectoris (Brustenge, Brustschmerzen bei der Versorgung mit Sauerstoff)
- Begünstigung von Entzündungen
- Plaques (Bildung von Ablagerungen)
- Diverse Gefäßschädigungen
- Herzinfarkt
- pAVK (Periphere Arterielle Verschlusskrankheit)
- Schlaganfall
- Verengung der Blutgefäße (Arteriosklerose)

Betrachtet man dabei die obige Liste, wird ein nächstes Dilemma klar. Mittels neuem Gewebe und Blutplättchen versucht der Körper, diese entstandenen Schäden zu reparieren. Allerdings werden diese Ausbesserungen zwangsweise zu einer weiteren Verengung führen. Dazu werden die Wände aber ebenso starrer, was wiederum zu einer erhöhten Sprödigkeit führt. Als Folge wäre mit Einreißungen und den daraus resultierenden Thromben (Blutgerinnseln) zu rechnen. Diesen wird der Verschluss einer ohnehin schon verengten Ader sehr vereinfacht. Sie sind die Hauptursachen für Schlaganfälle und Herzinfarkte. Je eher man sich auf seine eigene Gesundheit besinnt, desto intensiver erlebt man primär das (hohe) Alter und sekundär eine faszinierende Geschmacksvielfalt.

Dabei liegt das alltägliche Problem für jeden darin, dass hohe Cholesterinwerte nicht mit Schmerzen oder spürbar zu erkennen sind – nur durch präventive Untersuchung oder im schlechten Fall erst mit einem eintreffenden Infarkt. Die Senkung vom systolischen Blutdruckwert von etwa 5 mmHg und vom Cholesterinwert um bereits 15 mg/dl senkt das Risiko auf kardiovaskuläre Erkrankungen um rund 50 Prozent (80% bei paralleler Senkung von Cholesterin um 39 mg/dl und Blutdruck um 10 mmHg). Plaques entstehen als Folge eines lang anhaltenden Prozesses der Ablagerung. Und hierbei werden neben dem LDL-Cholesterin ebenso Lipide beziehungsweise diverse Zellbestandteile – wie elementare weiße Blutkörperchen – „gesammelt und abgelegt". Eine Gefäßverkalkung, die Einschränkung des Blutflusses und letztendlich die Unterversorgung eines bestimmten Körperbereichs können im schlimmsten Fall zu drastischen Konsequenzen führen. Dabei schlägt das Herz im Ruhemodus in einer Minute zwischen 60 und 80 Mal. Dabei werden die etwa 5 Liter Blutvolumen im Körper in Wellenimpulsen entlang der Adern durch den gesamten Leib gepumpt. Dafür sind vor allem die größeren Adern dank dreier Instanzen – der Intima (Innenhaut aus glatten Zellen), Media (stabiles Muskelgewebe) und der Adventitia (lockeres Bindegewebe zur Verankerung in der Umgebung) – wunderbar geschützt. Jedoch wird diese benötigte Elastizität oft jahrelang in Mitleidenschaft gezogen. Und alle diese Risiken in Form von gesundheitlich gefährdenden Erkrankungen ließen sich tatsächlich von Anfang an mit einer besseren Ernährung und natürlich auch regelmäßiger Bewegung deutlich reduzieren. Wer daher bereits in jungen Jahren an die gesunde Ernährung zur Senkung des Cholesterinwerts denkt, schenkt sich ein deutlich angenehmeres, fittes und indirekt damit auch länger gesundes Leben. Erst nach Jahren der unvorteilhaften Ernährung und der Summe von Ablagerungen, Gefäßverengungen und möglicherweise bereits überstandenen Schlaganfällen aktiv zu werden, führt leider nur noch in eine medizinische Therapie mit Medikamenten – das muss nicht sein!

Leider gilt diese Richtlinie für eine lebenslange Ausrichtung dieser Werte. Patienten finden in der Regel erst nach jahrelang hohen Werten ihren Weg in die entsprechende Arztpraxis. Dabei lässt sich in der Eigeninitiative einiges an Potenzial erkennen. Wenn man bedenkt, dass etwa 40 % der Patienten den ersten Herzinfarkt nicht überleben, sollte der eigene Wunsch eines langen, glücklichen Lebens Impuls genug für eine cholesterinsenkende Ernährung sein. Allein die Einschränkung der Sauerstoffzufuhr richtet den Herzmuskel mit der Zeit zugrunde.

## 1.5 WELCHE MAßNAHMENHELFEN IM ALLTAG?

Obwohl der LDL-Cholesterinspiegel vor allem von der erblich bedingten Leberregulation abhängig ist, darf der Einfluss der Nahrungsaufnahme nicht sträflich unter den Tisch fallen. Oft wird Adipositas (Übergewicht) mit zu hohen Cholesterinwerten verbunden. Tatsächlich treten diese beiden Konsequenzen überdurchschnittlich gemeinsam auf, sind aber durch unterschiedliche Ursachen gekennzeichnet. Und dennoch wirken sich eine gesunde Ernährung sowie eine Gewichtsnormalisierung positiv auf das Herz-Kreislauf-System und die LDL-Werte aus. Leichte Erhöhungen des Cholesterinwerts lassen sich somit präventiv aus eigener Kraft senken. Bevor medizinische Eingriffe und Medikamentenabhängigkeiten zur Tagesordnung gehören müssen, obliegt jedem selbst eine Einflussnahme. Werden speziell die Triglycerid-Werte herangezogen, erweitert sich das Potenzial zudem erheblich. Dazu bedarf es einiger Änderungen des Lebensstils:

- Ernährungsumstellung anstatt der Diäten
- Gewichtsreduzierung allgemein
- Alkoholkonsum einschränken
- Rauchen möglichst zeitnah komplett einstellen
- Regelmäßige Bewegung
- Körperliche Aktivität etwa 30 Minuten täglich (Ausdauersport, Tanzen, Schwimmen etc.)

Regelmäßige Bewegung zahlt sich aus: Wer fünfmal die Woche rund 300 Kilokalorien pro Aktivitätseinheit verbrennt, steigert seinen Energieverbrauch um 1.500 kcal. Im Durchschnitt bewirkt dies eine Reduzierung der Triglyzeridwerte um etwa 20 Prozent. Noch relevanter präsentiert sich die Anhebung des HDL-Werts um bis zu 10 Prozent bei gleichzeitiger Absenkung des LDL-Werts um bis zu 5 Prozent. Steter Alkoholkonsum schädigt Organe wie Leber, Bauchspeicheldrüse und Magen. Aber er wirkt sich eben auch auf den Triglyzeridhaushalt aus. Alkohol fördert deren Herstellung in der Leber.

Als Empfehlung gilt daher für Frauen ein Wert von 20 g, für Männer ein Wert von 30 g puren Alkohols je Tag. Beispielsweise sind 20 g Alkohol bereits in 0,5 l Bier beziehungsweise 0,2 l Sekt oder Wein. Und da sich auch die vermehrte Zuckeraufnahme auf den Triglyzeridwert auswirkt, stellen Alcopops und ähnliche Cocktails ohne bewussten Einsatz ein Risiko dar. Speziell auf die Thematik der gesunden Ernährung konzipiert, gibt es im alltäglichen Handling in der Küche ebenso einige wertvolle Tipps. Diese dienen primär der Cholesterinsenkung, aber auch einfach der rundum gesunden Ernährung:

- Frische Lebensmittel auf den Tisch
- Zu fettreduzierten Varianten bei Wurst, Käse und Milchprodukten greifen
- Fettarme Fleischsorten verwenden
- Empfehlenswert: 2-mal die Woche Seefische oder Makrelen zu sich nehmen
- Pflanzenfette anstatt Streichfette
- Deutlich weniger Fertiggerichte und Fast Food
- Mehl mit hoher Typenzahl für mehr Nährstoffe (bis Type 1800)
- Kaltgepresste Öle verwenden (keine raffinierten)
- Schmoren und Dünsten in den Küchenalltag integrieren
- Niedrigtemperaturgaren bevorzugen

Mit der richtigen Ernährung lässt sich gerade präventiv sehr viel Gutes für das Alter erreichen. Mit dem 5-5-30-30-Konzept kann dies für jede Person einfach im Alltag gelingen. Dafür steht die erste 5 für einen Körperverlust von 5 kg und die zweite 5 für eine Reduzierung des Umfangs um 5 cm. Mit 30 Minuten sportlicher Freizeitaktivität und der täglichen Zufuhr von 30 g Ballaststoffen ist diese gesunde Methode – vor allem gegen Diabetes Mellitus Typ 2 – schnell erklärt. Anstatt den zu hohen Cholesterinspiegel nach Jahren mit Medikamenten und Therapien zu senken beziehungsweise dessen Folgen zu mildern, kann weit vor diesem gesundheitlichen Dilemma angesetzt werden. Die Umstellung der Ernährung wirkt sich dabei im Anfangsstadium sehr nützlich aus. Als Orientierung darf hierbei gern die Mittelmeerküche mit reichhaltig frischem Gemüse, Hülsenfrüchten und Salat dienen. Pflanzliche Öle, Vollkornprodukte und die Reduzierung tierischer Produkte tragen nachweislich zur Senkung des Cholesterins bei. Dazu schenkt sich der Proband neben der Minimierung des Cholesterinspiegels ebenso eine ausgewogene und gesunde Ernährung und nicht minder wichtig den frischen Geschmack. Die Umstellung der persönlichen Essgewohnheiten und Ernährung bietet jedoch nur präventiv bei Cholesterinwerten im Optimum einen zukünftig ungesunden Anstieg oder eine Absenkung bei wenig erhöhtem Cholesterinspiegel. Ansonsten führt leider in der Regel nichts mehr an einer Therapie vorbei.

## 1.6 WELCHE BEHANDLUNGEN GIBT ES?

Mit dem Blick auf die Verminderung von Herzinfarkten beziehungsweise Schlaganfällen lassen sich durch den entsprechenden Haus- oder Spezialmediziner einige Optionen einbinden. Gerade bei langfristig hohen Cholesterinwerten kann mitunter eine Änderung in der Ernährung allein nicht mehr zum Erfolg führen. Dann müssen Medikamente und Eingriffe Abhilfe schaffen. Aus diesem Grund gilt es, so früh wie möglich auf den Cholesterinwert Einfluss zu nehmen. Im frühen Stadium lassen sich die Schäden am eigenen Körper und davon begleitende Erkrankungen durch die bewusste Ernährung und Aktivität noch positiv beeinflussen. Wie sehr ein mögliches Risiko gesenkt werden kann, wird durch einige generelle Faktoren bestimmt. Zum einen handelt es sich um ein allgemeines Risiko auf Herz-Kreislauf-Erkrankungen beim Probanden. Dieses wird durch Geschlecht, Alter und bereits bestehende Erkrankungen wie beispielsweise Diabetes Mellitus oder Bluthochdruck, aber auch durch Hürden wie Rauchen beeinflusst.

Zudem spielt auch die familiäre Veranlagung eine entscheidende Rolle. Die Senkung des LDL-Cholesterinwerts wird wissenschaftlich gesichert in der

Regel durch die Einnahme von Statinen begleitet. Bei der Zielsetzung eines tolerablen LDL-Cholesterinwerts wird dabei zwischen vier generellen Gruppen unterschieden. Für gesunde Menschen ohne Risikofaktoren wird dabei ein Wert von etwa 116 mg/dl eingestuft. Je größer das Risiko nun definiert ist, desto weniger LDL-Cholesterinkonzentration sollte der Körper aufweisen. Ein mäßig erhöhtes Risiko durch exemplarisch leicht erhöhten Blutdruck oder leichtem Übergewicht senkt diesen Richtwert auf unter 100 mg/dl. Als dritte Gruppe zählen Probanden mit hohem Risiko wie beispielsweise Raucher und Menschen mit genetisch hohen Cholesterinwerten. Hierbei sollte der LDL-Wert unter 70 mg/dl liegen. Mit einem Wert unter 55 mg/dl schließt die Klassifizierung Patienten von Herzerkrankungen und ebenso Diabetes ein. Oft werden diese Menschen mit stark erhöhtem Risiko von einer Statintherapie begleitet. Statine stellen bei der Therapie die erste Wahl der Cholesterinsenker dar. In Anwendung verhindern sie die Eigenproduktion des Cholesterins.

In der Folge absorbieren die Körperzellen und speziell die Leber deutlich mehr Cholesterin aus dem Blut. Nachweislich lässt sich die Wahrscheinlichkeit eines erneuten Herzinfarkts nach einem überstandenen Vorfall bis zu einem Drittel minimieren. Dies wird durch die Hemmung des Enzyms HMG-CoA-Reduktase realisiert. Dieses Enzym ist für die Bildung von Cholesterin verantwortlich. Um diesen Mangel zu kompensieren – wir erinnern uns an die Notwendigkeit des Cholesterins für die Zellen und den Stoffwechsel –, entwickeln die Hepatozyten (Leberzellen) deutlich mehr LDL-Rezeptoren für eine Kompensation dieser Situation. Aus dem Blut wird somit Cholesterin auf natürlichem Weg entnommen und der Cholesterinspiegel sinkt. Statine ermöglichen nicht nur die Absenkung des Cholesterinspiegels. Sie stabilisieren zudem bereits vorhandene Plaques (Ablagerungen).

Des Weiteren wirken sie nachweislich entzündungshemmend, sodass existente Schädigungen des Gewebes geschützt regenerieren können. Dadurch verhindern sie essenziell die Wahrscheinlichkeit auf koronare Herzerkrankungen sowie möglicherweise notwendige Bypass-Operationen. Verwendung als Statine finden folgende Wirkstoffe:

- Atorvastatin (Sortis)
- Fluvastatin (Cranoc oder Locol)
- Lovastatin
- Pitavastatin
- Pravastatin (Pravasin)
- Rosuvastatin (Crestor)
- Simvastatin (Simva oder Zocor)

Alternativ stehen aber auch noch medizinische Ergänzungspräparate oder gar andere Cholesterinsenker zur Verfügung. Im Beispiel von Ezetimib wird eine mögliche Unverträglichkeit einer entsprechenden Dosis an Statinen umgangen. Das Mittel in Kombination mit einer niedrigen Menge Statine verstärkt dessen Wirkung und hemmt dabei die Aufnahme von zugeführtem Cholesterin aus dem Darm. Sollte dies nicht den angestrebten Effekt erzielen, obliegt mit der Bempedoinsäure eine andere Option. Dabei wird dieses Präparat in Form einer Tabelle statinähnlich in der Leber verstoffwechselt. Insbesondere bei Patienten mit Muskelschmerzen empfiehlt sich dies, da in den Skelettmuskelzellen von jeglicher Verstoffwechslung abzusehen ist. Des Weiteren kann mittels PCSK9-Hemmern – bei PCSK9 handelt es sich um ein Enzym zur Regulierung der LDL-Rezeptoren – eine Vermehrung der entsprechenden Leberrezeptoren erreicht werden. Alle zwei bis vier Wochen werden die Medikamente Alirocumab und Evolocumab subkutan (unter die Haut) injiziert. Das dritte Präparat Inclisiran muss nur alle sechs Monate gespritzt werden. Eine Erfolgschance auf bis zu 60 Prozent Cholesterinabsenkung ist möglich.

Außerdem besteht bei einer unzureichenden Absenkung des Cholesterinwerts mit der Verwendung von Fibraten eine letzte Option. Aufgrund der aus vielen Studien bekannten möglichen Anhebung von muskelbedingten Nebenwirkungen sowie einigen Wechselwirkungen mit Medikamenten gelten sie nur als finale Lösung. Vor allem die Interaktionen mit HIV-, Rhythmusmedikamenten und auch Calciumantagonisten heben diese Gefahr an. Daher bedarf es hierbei einer ärztliche Beurteilung für den Einzelfall. Statine im Allgemeinen werden global betrachtet jedoch von Millionen

Patienten über Jahre hinweg problemlos vertragen. Es muss jedoch auch offen gesagt werden, dass diese Medikamente ebenso eine Rhabdomyolyse (Muskelverfall) oder diverse Magen-Darm-Beschwerden verursachen können. Und auch die Leber- beziehungsweise Blutzuckerwerte können unter Umständen leicht erhöht werden. Die Nebenwirkungen der Statine fallen doch vielseitig aus. Störungen der (Sinnes-)Organe können dabei im breiten Spektrum vermehrt vorkommen.

# 2. DIE ALLTÄGLICHE VERPFLEGUNG + REZEPTE

Verschiedenste Aktivitäten und einige Umstellungen der eigenen Tagesgestaltung beugen einem hohen Cholesterinwert vor. Aber auch in der Zuführung des Cholesterins und dessen Dosierung liegt ein großes Potenzial zur Vorbeugung möglicher körperlicher Schäden. Pflanzen und damit auch Samen verfügen über Phytosterole anstatt Cholesterin und sind daher frei von Letzteren. Es ist sogar in Studien herausgefunden worden, dass bei einem gänzlichen Verzicht von Cholesterin aus der Nahrung die Eigenproduktion angeregt wird. Dies gilt es, bei der Wahl der Ernährung ebenfalls zu berücksichtigen. Dabei spielt die Zunahme von Proteinen (Eiweißen) gar keine so große Rolle für den Cholesterinspiegel, wie es im Volksmund gern assoziiert wird. Vielmehr verfügen die natürlichen Eiweiße aus tierischen Produkten insbesondere stets über einen hohen Fettanteil. Und dieser schlägt sich vor allem in Form der gesättigten Fette auf den Gesundheitszustand nieder. Daher gilt es immer wieder, auf pflanzliche Fette umzustellen. Eine wesentliche Erfolgsgarantie hierbei darf in der ausgewogenen Ernährung und einer Berücksichtigung relevanter cholesterinsenkender Zutaten gesehen werden. Mit regelrechten Cholesterinkillern lässt sich der Cholesterinwert um etwa 300 mg/dl auch ohne die stete Einnahme von Lipidsenkern und deren mögliche Wechsel- oder Nebenwirkungen wirkungsvoll minimieren. Generell bieten sich folgende Lebensmittel für eine vorteilhafte Ernährung an:

**Artischocken:** Die meist als Vorspeise gereichte Zutat gilt als Anreger von Gallenblase und Leber. Der Wirkstoff Cyranosid verhindert die Produktion eines Leberenzyms, welches für die Herstellung von Cholesterin vonnöten ist. Durch zusätzlich mehr Gallenflüssigkeit im Darm wird außerdem die Fettverdauung zielgerichtet gefördert.

**Beeren:** Heidel- sowie Brombeeren strotzen nur so von Mineralstoffen und Vitaminen. Alle verschiedenen Beerensorten sind wichtig für den Stoffwechsel beziehungsweise die Prävention vor Erkrankungen. Vielmehr enthalten sie eine Vielzahl an sekundären Pflanzenstoffen wie Anthocyane und Flavonoide. Gerade Letztere zeichnen sich durch eine Regulation von Blutzucker sowie Cholesterin aus.

**Chicorée:** Reich an sekundären Pflanzenstoffen sowie zusätzlichen Bitterstoffen regt diese Salatpflanze insbesondere den Gallenstoffwechsel an. Aber auch die Förderung der Verdauung hilft der Verarbeitung des LDL-Cholesterins. Eine Ausscheidung von überflüssigem Cholesterin wird somit begünstigt.

**Fisch:** Wildlachs und Makrele liefern einen hohen Anteil an Omega-3-Fettsäuren. Dadurch werden LDL-Cholesterin und Triglyceride gesenkt und die Arterien elastisch gehalten. Aber auch für eine vorteilhafte Fließeigenschaft des Blutes sind sie gut. Hering sowie Matjes, Sardinen und Thunfisch dienen hier gern als Alternative bei der Fischauswahl. Tipp: Damit der gesunde Faktor des Fischverzehrs wirken kann, sollte die Herkunft möglichst naturbelassen sein. Ebenso sollte die Fütterung nicht wie in manchen Kulturen durch spezielle Kunstmischungen erfolgen. Dies verfälscht den positiven Effekt.

**Hafer:** Getreide ist gesund! Doch unter den heimischen Getreidesorten spielt der Hafer eine ganz besondere Rolle. Er enthält etwa 40 Prozent Linolsäure und 35 Prozent Ölsäure. Dies führt zu einer Reduzierung der allgemeinen Blutfettwerte. Des Weiteren schenken die zahlreichen Ballaststoffe einen unkomplizierten Stoffwechsel- und Verdauungsprozess.

**Knoblauch:** Blutgefäßerweiternd und stoffwechselfördernd zeichnet sich der Knoblauch als Universallösung für einen besseren Cholesterinspiegel aus. Dabei erhöht er dank der zahlreichen sekundären Pflanzenstoffe den HDL- und senkt den LDL-Wert gleichermaßen. Tipp: Schenken Sie sich einen gesunden Speisenplan, indem sie 4-5 g Knoblauch täglich in warme wie kalte Gerichte integrieren. Als Alternative mit gleichem Effekt fungiert der Bärlauch. Ebenfalls zu den Lauchgewächsen gehörend, vermeidet dieser jedoch die Begleiterscheinung des ungewollten Geruchs.

**Mandeln:** Wer Nüsse liebt, wird sicher auch Mandeln mögen. Diese sind mit noch mehr Pflanzen- und Ballaststoffen ausgestattet. Neben den ebenfalls ausreichend vorhandenen ungesättigten Fettsäuren verfügen sie ebenso über einen vergleichsweise hohen Anteil an Vitamin E. 30-40 g in den Alltag integriert, senken sie das Cholesterin und beugen Herz-Kreislauf-Erkrankungen vor. Dafür empfiehlt sich der Verzehr unbehandelter, frischer Nüsse.

**Nüsse:** Ob Wal- sowie Macadamia-, Erdnuss oder Pistazien, bieten diese schmackhaften Snacks qualitativ hochwertige ungesättigte Fettsäuren. Insbesondere der hohe Anteil der Omega-3-Fettsäuren in Walnüssen schenkt einen effektiven Cholesterinkiller. Obwohl Erdnüsse eher zu den Hülsenfrüchten zählen und ebenso Pistazien keine echten Nüsse sind, gilt es, sie in einem Atemzug mit diesen cholesterinsenkenden Nahrungsmitteln zu benennen. Pistazien enthalten zudem einen hohen Antioxidantienanteil. Tipp: Nüsse passen universell zu vielen köstlichen Kleinigkeiten oder größeren Gängen. Insbesondere veredeln sie das Morgenmüsli oder den knackigen Rohkostsalat. Aber auch in Obstsalaten oder in eigenen Joghurtkreationen vollbringen sie geschmackliche Wunder. Zudem lassen sie sich in Brotteig einbacken, als Zutat der Beilage oder in die Kruste einer Hauptspeise einbinden.

**Orangen:** Wir verbinden Orangen mit einem guten Vitamin-C-Gehalt. Aber sie enthalten ebenso den Faser- und Ballaststoff Pektin. Dieser bindet das Cholesterin im Darm. So kann es nicht mehr resorbiert werden und steht der Leber nicht zur Verfügung. Tipp: Äpfel sind ebenso hervorragende Lieferanten von Pektin. Wer nicht täglich drei ungeschälte Äpfel verspeist, verfügt mit Orangen und Äpfeln schon über zwei Cholesterinsenker.

**Pflanzenöle:** Wer ein gesundes Öl in seinen Küchenalltag einbinden möchte, denkt automatisch an Olivenöl. Dabei bietet beispielsweise Rapsöl mit über 90 Prozent ungesättigter Fettsäuren den höchsten Anteil der gesünderen Alternative. Vor allem die enthaltene Öl- sowie Alpha-Linolensäure sorgen für die Senkung der Triglyceride und des LDL-Cholesterins. Zusätzlich schützen die fettlöslichen Vitamine A und E vor der Oxidation. Mit über 50 Prozent Linolensäure und einem ebenso großen Anteil an Linolsäure kommt es den Fischen als Vorzeigelieferanten der Omega-3-Fettsäuren ebenbürtig gleich. Zudem stehen mit dem vitaminreichen und tocopherolhaltigen Sonnenblumenöl, dem nussigen und phytosterolhaltigen Kürbiskernöl sowie dem linolsäurehaltigen Sesamöl einige wundervolle Alternativen zur Verfügung. Tipp: Pflanzenöle sollten unbehandelt und daher kaltgepresst genutzt werden, um die zahlreichen Pflanzenstoffe und weiteren Inhaltsstoffe in Gänze genießen zu können.

**Soja:** Als veganer Vorzeigevertreter der Zutatenlisten enthält diese Alternative kein natürliches Cholesterin. Sie dient als herausragende Proteinquelle. Laut Studien kann mit dem Austausch tierischer Eiweiße durch Soja eine Reduzierung des Cholesterinspiegels um bis zu 25 Prozent gemessen werden. Sojalecithin fördert außerdem den HDL-Transport im Blut. Darüber hinaus hemmt es die Cholesterinaufnahme und dient der Gallenbildung.

**Zimt:** Das sehr aromatische Gewürz verfügt über den sekundären Pflanzenstoff Polyphenol MHCP. Dieser Inhaltsstoff wirkt sich positiv auf die Blutfettwerte aus. Dabei verzeichnete sich in Studien ein Rückgang des LDL-Cholesterins um bis zu 27 Prozent und des Gesamtcholesterins um bis zu 25 Prozent. Dabei sollte eher auf Ceylon- anstatt Cassia-Zimt zurückgegriffen werden. Tipp: Wer es noch exotischer mag, greift auf Kurkuma anstatt auf Zimt zurück.

Es verhindert die Aufnahme des Cholesterins im Darm und ist Teil von Curry. Zudem hebt es den HDL-Wert um bis zu 30 Prozent an. Betrachtet man diese Ingredienzien wird eins schnell klar: Die mediterrane Küche scheint nicht nur wundervolle Gaumenfreuden auf den Tisch zu bringen, sondern ebenso einen Überlebensvorteil zu offenbaren. Immer wieder einmal über den lokalen Tellerrand zu schauen und Rezepte sowie Speisen aus diesen Regionen einzubinden, schenkt Ihnen einen definitiven Vorteil im Kampf gegen den erhöhten Cholesterinspiegel.

Tipp: Kräuterwürze per frischem Salbei, Thymian oder Basilikum schenkt pfiffige Aromen und relevante ätherische Öle. Campher sowie Tymol im Thymian sowie Campher und Borneol im Rosmarin helfen bei der Fettverdauung. Zudem sind diese Kräuter Lieferanten der sekundären Pflanzenstoffe Saponine und Flavonoide. Sie helfen bei der Bindung des Cholesterins.

Zusätzlich gilt es, den Fokus auf bestimmte Inhaltsstoffe zu richten. Mit verschiedenen Pflanzenstoffen, Vitaminen und Ballaststoffen schenkt man sich die effektivsten Cholesterinsenker direkt aus der Natur:

**Antioxidantien:** Diese Naturstoffe sind als Radikalenfänger bekannt. Dabei binden sie die Moleküle vor der Reaktion mit Sauerstoff. Da sich oxidiertes LDL als besonders schädigend herausgestellt hat, empfiehlt sich die Zufuhr von Vitamin C sowie E, Carotinoiden sowie Flavonoiden.

**Ballaststoffe:** Jeder weiß, dass Ballaststoffe den Stoffwechsel sowie die Verdauung unterstützen und im Anschluss nahezu allesamt wieder ausgeschieden werden. Während unlösliche Füllstoffe die Verdauung anregen, binden lösliche Quellstoffe Gallensäuren. In diesen ist vorwiegend Cholesterin enthalten. Um neues Cholesterin zu produzieren, wird es folglich dem Blut entzogen. Dies senkt den Cholesterinspiegel. Mit dem Pektin wartet ein sehr wirkungsvoller Ballaststoff auf seinen Einsatz. Er ist in Äpfeln, Quitten, Zitrusfrüchten, Beeren und Möhren besonders zahlreich vertreten.

**Co-Enzym Q10:** Das als Ubichinon ebenfalls bekannte Co-Enzym Q10 optimiert die Elastizität der Blutgefäße. Dazu hilft es bei der Umwandlung von aufgenommener zu körpereigener Energie. Dabei fungiert es als Radikalen-Schutzschild und verhindert dadurch ideal die LDL-Oxidation. Insgesamt bewahrt es wirkungsvoll vor Einlagerungen durch das Cholesterin in den Adern.

**Lecithin:** Für Zellwände unverzichtbar, stellt es der Körper selbst her. Zudem gewinnt er es durch Synthese aus der Nahrung. Es fördert die Lösung von Cholesterin und anderen Nahrungsfetten. Damit unterstützt es den Abtransport des schlechten LDL-Cholesterins. Eine Reduzierung um bis zu 30 Prozent sind möglich. Zudem schützt es die Leberzellen und fördert das Immunsystem.

**Niacin:** Vielen als Vitamin B3 bekannt, umschreibt es die Gruppe der chemischen Verbindungen Nicotinsäure sowie Nicotinsäureamid. Es wird in der Leber eingelagert und spielt insbesondere beim Abbau von Fetten eine gewichtige Rolle. Es findet sich in Nüssen, Obst sowie Gemüse, Fisch und Vollkornprodukten wieder.

**Omega-3-Fettsäuren**: Diese mehrfach ungesättigten Fettsäuren sind die Cholesterinkiller schlechthin. Dazu gehören insbesondere die in Fisch enthaltenen Eicosapentaensäure (EPA) sowie Docosahexaensäure (DHA). Aus Pflanzenölen ist ebenso die Linolensäure bekannt. Sie wirken sich besonders positiv auf den Triglyceridhaushalt aus und senken damit auch das Cholesterin.

**Sekundäre Pflanzenstoffe:** Diese ultimativen Cholesterinkiller sind wie Cholesterin aufgebaut, kommen aber nur in pflanzlichen Nahrungsmitteln vor. Aufgrund der Ähnlichkeit ihrer Struktur im Vergleich zum schädlichen Gegenstück werden sie vorrangig in den Stoffwechsel eingebunden. Daher wird das Cholesterin deutlich häufiger ausgeschieden. Damit lässt sich der Gesamtcholesterinwert um bis zu 10 Prozent senken. Dazu zählen unter anderem:

- Stanole
- Sterole
- Saponine (Hülsenfrüchte)
- Polyphenole (Nüsse, Beeren, Frucht- sowie Kartoffelschalen)
- Carotinoide (farbiges Gemüse)
- Glucosinolate (Kohl, Kräuter)
- Phytosterine (Nüsse, Kerne, Öle)
- Sulfide (Zwiebelgewächse)

Die Polyphenole bilden nun noch einmal eine entscheidend große Gruppe, die in Flavonoide (Anthocyane, Epigallocatechine u.v.m.) sowie Phenolsäuren (Kaffeesäure, Ellagsäure u.v.m.) unterschieden wird. Bei Carotinoiden handelt es sich um sämtliche gelbe sowie rote Farbstoffe in vorwiegend Gemüse, aber auch Obst. Lycopin aus den Tomaten sowie Betacarotin als Vorstufe zum Vitamin A aus den Möhren sind hierbei die bekanntesten Beispiele der über 600 Arten von Carotinoiden (von denen der Mensch lediglich 14 aufnehmen und verarbeiten kann).

In letzter Zeit hat sich auch der Verzehr von Kakao aufgrund der enthaltenen Polyphenole in den Fokus der gesunden Ernährung geschlichen. Kakaobohnen sowie dunkle Schokolade haben nachweislich einen positiven Effekt auf den Fettstoffwechsel. Da sind etwa 35 g pro Tag bei einer ausgewogenen Ernährung drin. Von Vorteil erweisen sich hierbei Varianten mit einem hohen Kakaobutteranteil. Daher gehört beim Naschen der Griff vor allem zu den Schokoladen mit mindestens 70 % Kakaoanteil dazu.

Tipp: Gute Schokolade ist an einer auffällig glänzenden und scheinbar glatten Oberfläche zu erkennen. Auch beim Brechen der Stücke entstehen glatte Kanten. Ebenso bröseln Qualitätsprodukte nicht nach. Anstatt auf den Preis sollte hierbei auf die Qualität der Kakaobutter geachtet werden. Ansonsten bieten „billige" Produkte oft nur versteckte Transfettsäuren – diese würden einen nachteiligen Effekt auf den Cholesterinhaushalt bewirken.

**Sojaprodukte:** Nachweislich senkt die regelmäßige Zufuhr von Sojaprotein den Cholesterinwert um bis zu 5 Prozent. Dies wird durch die reichhaltig enthaltenen Isoflavone erzielt. Gerade Tofu erweist sich als universeller Ersatz für viele Fleischsorten und kann in einem Salat sogar das Ei ersetzen. Bei der Auswahl zwischen klassischem und individuell würzbarem Tofu schenkt der Räuchertofu ein besonderes Aroma. Wiederum fungiert der zarte Seidentofu als Ersatz für Mayonnaise, Crème fraîche oder den beliebten Sauerrahm.

**Probiotika:** Mikroorganismen in Nahrungsmitteln sind für ihre gesunde Wirkung bekannt. Vor allem Milchsäurebakterien haben in verschiedenen Studien bewiesen, den Cholesteringehalt zu senken. Einerseits binden sie sich an das Cholesterin und zersetzen es. Andererseits sorgen sie für eine gesteigerte Ausscheidung von Gallensäure. Für neue Gallensäure wird dann das Blutcholesterin benötigt. Sie sind in Brottrunk, Joghurt sowie Kefir bereits in vielen Haushalten eingebunden.

**Vitamin E:** Die als Tocopherole bekannten chemischen Verbindungen dienen primär als Bindeoptionen für freie Radikale und fungieren ebenso als Oxidationshemmer. Des Weiteren senkt es dadurch den LDL-Wert. Mit diesem Wissen lassen sich zauberhafte Rezepte kredenzen, die einerseits einem Geschmackserlebnis gleichen und gleichzeitig zugunsten der eigenen Gesundheit agieren.

## 2.1 TIPPS FÜR EINE GESUNDE ERNÄHRUNG

Hungern und womöglich alle paar Monate eine neue Diät auszuprobieren, wird sich nicht als die Lösung präsentieren. Stattdessen sollen ein paar einfache Ernährungsratschläge im Umgang mit dem Essen an sich hilfreich sein. Neben der Berücksichtigung bereits oben genannter Aspekte wie der optimalen Fettsäuren sowie der Zuführung spezieller Zutaten beziehungsweise Inhaltsstoffe gilt es auch, am täglichen Gebaren mit der Nahrung zu arbeiten. So können folgende Tipps für einen reduzierten Cholesteringehalt aufgrund zu großer Kalorienzunahme mitunter Gold wert sein. Dann wird dem eigenen Übergewicht – einer der frequenten Ursachen – und dem hohen Cholesterin vorgebeugt:

- Situationen vermeiden, in denen andere Personen essen, man selbst aber nicht. Dies verführt zum eigenen Zuschlagen. Man merkt auch gleich, die illustre Mittagspause mit den Kollegen kann immer noch zur Auflockerung eines Arbeitstages dienen.
- Mit einer Liste von kleinen Freizeitaktivitäten oder Haushaltsaufgaben kann dem Heißhunger ein Schnippchen geschlagen werden. Anstatt eine Zwischenmahlzeit mit kalorienreichen Keksen, Chips oder Cola einzulegen, wird diese Aktivität etwa 20 Minuten verrichtet.
- Mittagsspeisen und Töpfe nicht auf dem Esstisch platzieren. Die Gefahr des nicht unbedingten Nachschlags ist groß, wenn die Delikatessen direkt vor einem liegen. Lieber den Teller in der Küche anrichten und in das andere Zimmer tragen.
- Süßigkeiten sollten nicht gleich neben der Couch oder in der Schreibtischschublade lagern. Dank eines Umwegs bis zur verführerischen Leckerei wird die Lust darauf erfolgreich unterbunden.
- Verwenden Sie lieber kleine Teller und ebenso kleine Servierlöffel! Dann sieht erstens der Teller beizeiten voll aus. Zweitens unterbrechen wir Menschen in der Regel bei drei bis fünf Löffelzugaben aus innerem Antrieb die Portionierung, somit befindet sich weniger auf dem Teller.

Tipp: Insofern die Speise selbst nicht durch eine rote Farbe gekennzeichnet ist, sorgen rote Teller für eine reduzierte Nahrungsaufnahme. Es ist noch nicht wirklich erklärbar, aber tatsächlich in einigen Studien belegt worden. Also Mut zu farbigem Geschirr (insbesondere dem roten).

- Isst man bewusst, demzufolge auch langsam und mit Genuss, fördert dies das Sättigungsempfinden. Außerdem entspannt es deutlich mehr als Auszeit mitten am Tag als das Verschlingen der Speisen.

- Leckere Brotsorten kommen auch gern ohne Butter aus. Der Eigengeschmack in Verbindung mit dem Aufstrich sowie dem Belag wird dann nicht mittels Fett verändert.

- Eine positive Einstellung zur gesunden Ernährung lenkt den Blick nicht auf nötige Verzichte, sondern auf das mögliche neue Potenzial von unter anderem in diesem Buch aufgeführten Rezepten.

- Die mehrmalige Zuführung von frischem Obst und Gemüse während des Tages senkt die Wahrscheinlichkeit auf Heißhunger, da es den Blutzuckergehalt auf einem konstanten Niveau belässt. Die zweite gute Sache darin liegt in dem Aspekt, dass pflanzliche Zutaten kein Cholesterin enthalten.

- Eine Mahlzeit darf gern aus einem Highlight wie Fisch oder Fleisch bestehen. Gesunde Ernährung heißt nicht grenzenloser Verzicht! Wenn die Beilagen nun aber etwas üppiger ausfallen, reicht dann schon ein Stück Highlight. In diesem Szenario sättigen Kartoffeln deutlich besser und langfristiger als Nudeln und Reis.

- Jeder hat sogenannte Gefahrenzonen, in denen die fettigen Zwischenmahlzeiten nach einem rufen. Ob bei einem Filmabend, nach dem Sport oder doch nach getanem Haushalt greifen Menschen immer zu vergleichbaren Situationen zu Keksen, dem Koffeingetränk oder der schnellen Tiefkühlkost. Werden Sie sich dieser Momente bewusst, dann überstehen Sie diese vermeintlichen Heißhungerattacken.

Bestimmte Lebensmittelgruppen werden nachweislich dauerhaft positive Einflüsse auf die eigene Gesundheit haben. Die Senkung des Risikos auf eine Herz-Kreislauf-Erkrankung durch Vollkornprodukte liegt bei etwa 20 %. Zudem minimiert der regelmäßige Verzehr von Obst sowie Gemüse diese Gefahr je nach Konsum zwischen 15-35 %. Und auch der hohe Gehalt von Vitaminen, Ballaststoffen und sekundären Pflanzenstoffen in Nüssen bewirkt bei 5 Portionen je Woche ein kardiovaskuläres Sterberisiko bis sage und schreibe 37 %.

**Getränke:** Verdünnte Fruchtsäfte in Form einer Schorle erzeugen weniger Appetitund lassen die später ansetzenden Zuckerbestandteile größtenteils außen vor. Zudem müssen nicht alle Tees und andere Getränke nochmals gesüßt werden. Natürlich helfen hierbei auch zuckerreduzierte Varianten, allerdings sollte parallel der Blick auf die Inhaltsstoffe erfolgen. Softdrinks und die bei der Jugend beliebten Alcopops scheinen vielleicht einen Kick zu geben, stellen aber gleichermaßen auch sehr große Gefahrenquellen dar. Obwohl Wasser das Idealgetränk verspricht, darf es gern auch manchmal ein wenig Geschmack dazu sein – Verdünnen heißt hier die Lösung.

**Milchprodukte:** Fast bei jedem Produkt existiert eine fettreduzierte Alternative auf im Sortiment der Lebensmittelhändler. Ähnlich wie bei der Milch und dem Quark empfiehlt sich bezüglich einer cholesterinsenkenden Intention die fettreduzierte Variante als Option. Natürlich darf auch einmal geschlemmt werden. Als ratsame Alternative bieten sich Ziegen- oder Schafskäse an.

**Fleisch:** Fettarme Wurst- und Fleischsorten von Hähnchen, Truthahn und Wild sollten auf der Einkaufsliste landen. Neben Geflügelsorten zählen auch Kalb und diverse Schinkenvariationen als cholesterinarm. Generell darf bei Angeboten unter 20 % Fettanteil bei Fleisch und Wurst bedenkenlos zugegriffen werden.

**Salz:** Die Senkung der Salzaufnahme sollte stets im Hinterkopf verweilen. Dabei gilt es, weniger als 5 g pro Tag einzunehmen. Dies kann zum einen durch die Mehrung frischer Lebensmittel spielend einfach realisiert werden. Und auch das Übersalzen beim Kochen ist leider oft die Ursache für eine zu starke Salzaufnahme. Daher gilt die Devise: Gewürze und Kräuter werden erst am Ende der Zubereitung verwendet. Oft bewirkt der eigene Wasseranteil der Lebensmittel zu Beginn der Kochzeit eine falsche Wahrnehmung beim Hobbykoch in der Küche.

# FRÜHSTÜCK

Der Start in den Tag soll frisch und leicht sein. Genau so darf sich auch das passende Frühstück präsentieren. Mit ausreichend Energie und vielen Ballaststoffen sowie Vitaminen versorgt, können die Herausforderungen in den nächsten 16 Stunden ruhig kommen.

Hinweis: Das böse Ei – Liebhaber des Frühstückseis am Sonntag müssen nicht auf den edlen Genuss und das mögliche Highlight zwischen Kaffee und Brötchen verzichten. Obwohl allein 100 g Ei durchschnittlich 470 mg Cholesterin (1 Ei etwa 280 mg Cholesterin) offenbaren, bewiesen zahlreiche Studien den automatischen Rückgang der körpereigenen Produktion bei einer Zunahme durch die Nahrungsaufnahme. Der Einfluss des Cholesteringehalts eines Lebensmittels zeichnet sich als deutlich weniger groß für die Blutwerte aus als die Quantität und Art der regelmäßig zugeführten Nahrungsfette in Fleisch und Wurst beispielsweise. Vielmehr fördert der Verzehr von frischen Eiern durch das enthaltene Lecithin paradoxerweise die Reduzierung des Cholesterinspiegels. Es darf nur nicht übertrieben werden. Ansonsten gilt das Hühnerei neben diversen Hülsenfrüchten als eines der gesündesten Lebensmittel.

# Power-Müsli

*Nährwerte: 555 kcal, Kohlenhydrate 75 g, Fett 19 g, Eiweiß 20 g*

4 Portionen ca. 15 Minuten Einfach

**Zutaten:**
500 g frisches Obst
400 g Joghurt (1,5% Fett)
240 g Haferflocken (kernig)
40 g Leinsamen (geschrotet)
40 g Walnusskerne
20 g Sonnenblumenkerne
250 ml Milch (1,5% Fett)
4 TL Honig

**Zubereitung:**

1. Flocken, Samen und Kerne in einer Schüssel vermengen. Mit der Milch, dem Joghurt und Honig auffüllen. Für 10 Minuten ziehen lassen.

2. Obst nach Wahl waschen, nach individuellem Wunsch schälen und in kleine Stücke schneiden. Von der Masse 4 EL zur Seite legen. Den Rest unter die Müslimischung geben.

3. Walnüsse hacken und ohne Fett in einer Pfanne rösten. Wenn sie duften, ist es genug. Auskühlen lassen.

4. Aufteilen des Müslis in entsprechenden Schalen. Beiseitegelegte Früchte sowie die Walnüsse als Topping dazugeben.

# Fitness-Müsli

*Nährwerte: 365 kcal, Kohlenhydrate 61 g, Fett 6 g, Eiweiß 12 g*

1 Portion ca. 10 Minuten Einfach

**Zutaten:**

150 g Naturjoghurt
100 g Mango (frisch)
1 Kiwi
1 Feige (frisch)
3 EL Haferflocken
1 EL Weizenkleie
1 TL Honig

**Zubereitung:**

1. Kiwi schälen, in Scheiben schneiden sowie mitunter noch einmal teilen. Mango schälen sowie in mundgerechte Stücke schneiden. Die Feige waschen und vierteln.

2. Joghurt mit einem Löffel cremig rühren. Erst den Honig und dann die Haferflocken unterheben. In einer Schüssel die Früchte anrichten und den Joghurt auf diesen verteilen. Abschließend die Kleie darüberstreuen.

# ZaZikibrot mit Tomatendrink

*Nährwerte: 522 kcal, Kohlenhydrate 64 g, Fett 16 g, Eiweiß 28 g*

4 Portionen ca. 15 Minuten Einfach

**Zutaten:**

500 g Vollkornbrot (mit Körnerkruste)
350 g Gurke
250 g Magerquark
250 g Joghurt
25 g Haferflocken
800 ml Tomatensaft
80 ml Brennnesselsaft
2 Zwiebeln
2 Knoblauchzehen
½ Bund Dill
2 EL Olivenöl
1 EL Balsamessig (weiß)
Salz, Pfeffer

**Zubereitung:**

1. Zuerst Quark und Joghurt cremig rühren. Dann die Haferflocken sowie das Öl darunterheben.

2. Zwiebeln sowie Knoblauch schälen und klein hacken. Gurke schälen und fein raspeln. Den Dill waschen, trocknen sowie fein wiegen. Alle Zutaten aus Schritt 2 unter die Quarkmasse heben. Nach eigenem Belieben abschmecken und mit Essig verfeinern.

3. Tsatsiki auf das Brot schmieren. Tomaten- sowie Brennnesselsaft mischen und dazureichen.

# Gemüse-Frühstücksteller

*Nährwerte: 267 kcal, Kohlenhydrate 35 g, Fett 9 g, Eiweiß 13 g*

4 Portionen ca. 10 Minuten Einfach

**Zutaten:**

250 g Gurke
150 g Schafskäse
16 Scheiben Mehrkornbaguette
4 Tomaten
1 TL Paprikapulver (edelsüß)
Salz, Pfeffer

**Zubereitung:**

1. Gurke waschen, trocknen sowie in etwa 1 cm dicke Scheiben schneiden. Tomaten waschen, vom Stiel befreien und ebenfalls in dünne Scheiben schneiden.

2. Tomaten und Gurken auf den Tellern anrichten und leicht pfeffern sowie salzen. Schafskäse in Würfel schneiden und auf die Teller bringen (alternativ vorher in etwas Öl scharf in der Pfanne anbraten). Das Paprikapulver auf den Käse streuen. Baguette entweder frisch oder geröstet als Zugabe legen.

Tipp: Für die Wintersaison empfehlen sich als Ersatz für Tomate sowie Gurke die Alternativen Karotten und Rote Bete.

# Pfirsisch-Honig-Brot

*Nährwerte: 201 kcal, Kohlenhydrate 35 g, Fett 3 g, Eiweiß 10 g*

4 Portionen ca. 10 Minuten Einfach

**Zutaten:**

150 g Magerquark

4 Scheiben Vollkornbrot

2 Pfirsiche (Frucht nach Wahl)

2-3 EL Orangensaft

1 EL Walnüsse (gemahlen)

1 EL Honig

**Zubereitung:**

1. Den Quark mit den Nüssen sowie dem Saft glatt verrühren. Damit die Brote streichen.

2. Pfirsiche waschen, trocknen und vierteln. Den Stein lösen und dann jedes Viertel in dünne Spalten schneiden. Die Pfirsiche auf das Brot legen und den Honig darüberträufeln.

# Knackiger Tagesstart

*Nährwerte: 315 kcal, Kohlenhydrate 39 g, Fett 10 g, Eiweiß 17 g*

1 Portionen ca. 10 Minuten Einfach

**Zutaten:**

2 Blätter Eisbergsalat
2 Scheiben Käse (max.25 % F. i.Tr.)
1 Vollkornbrötchen
1 Apfel (klein)
½ Salatgurke
½ TL Margarine

**Zubereitung:**

1. Salatblätter waschen und trocknen. Danach die Gurke waschen, trocknen sowie in Scheiben schneiden. Apfel waschen, trocknen und vierteln. Das Kerngehäuse wird entfernt. Anschließend wird der Apfel in Spalten geschnitten.

2. Brötchen halbieren (evtl. toasten, wenn es vom Vortag ist) und mit Margarine bestreichen. Erst ein Salatblatt, dann die Gurken auflegen. Als Nächstes den Käse dazu und die Apfelspalten als Krönung obenauf.

# Gegrilltes Mozzarella-Sandwich

*Nährwerte: 304 kcal, Kohlenhydrate 26 g, Fett 15 g, Eiweiß 17 g*

2 Portionen ca. 10 Minuten Einfach

**Zutaten:**
6 Tomaten
4 Scheiben Vollkorntoast
1 Mozzarella (10 % Fett)
3 TL Pesto
Etwas Rucola

**Zusätzlich wird benötigt:**
1 Grilltoaster

**Zubereitung:**
1. Tomaten waschen, Mozzarella abtropfen lassen und beides in dünne Scheiben schneiden. Den Rucola waschen sowie den Wurzelansatz entfernen.

2. Zwei Brotscheiben mit dem Pesto dünn bestreichen. Anschließend werden die Brote mit Tomaten- sowie Mozzarellascheiben belegt. Danach den Rucola auflegen und mit den übrigen zwei Scheiben zusammenklappen.

3. Das Sandwich landet im Grilltoaster, bis der Käse geschmolzen ist. Alternativ steht auch der Backofen zur Verfügung. Die restlichen Tomaten in Stücke schneiden und dazu servieren.

# Eiweiß-Powerbrötchen

*Nährwerte: 320 kcal, Kohlenhydrate 38 g, Fett 6 g, Eiweiß 23 g*

2 Portionen ca. 10 Minuten Einfach

**Zutaten:**
150 g Hüttenkäse
2 Vollkornbrötchen
2 Salatblätter
1 Paprika
1 Ei (hart gekocht)
½ Schalotte
2 EL Kräuter (Basilikum, Petersilie, Schnittlauch etc.)
½ TL Senf
Salz, Pfeffer

**Zubereitung:**
1. Zuerst den Hüttenkäse mit Senf, den frischen Kräutern sowie Salz und Pfeffer vermengen. Ei schälen und klein würfeln. Schalotte schälen sowie fein hacken. Jetzt wird alles miteinander vermischt.

2. Salat waschen und trocknen. Paprika waschen, oben das Kerngehäuse entfernen und in kleine Ringe schneiden. Brötchen halbieren und mit je einem Salatblatt belegen. Darauf kommen der Hüttenkäse sowie die Paprikaringe. Die Brötchenhälften zusammenklappen.

# Kräuterquark-Vollkornbrot

*Nährwerte: 132 kcal, Kohlenhydrate 21 g, Fett 0,6 g, Eiweiß 10 g*

1 Portion ca. 10 Minuten Einfach

**Zutaten:**

50 g Vollkornbrot (1 Scheibe)
50 g Magerquark
1 Schuss Mineralwasser mit Kohlensäure
½ TL Kräuter nach Wahl
Salz, Pfeffer

**Zubereitung:**

1. Der Quark wird als Erstes mit dem Mineralwasser ergänzt. Die Masse wird nun glatt und homogen gerührt.

2. Die Kräuter werden untergehoben. Mit Gewürzen wird das Ganze abgeschmeckt.

# AUFSTRICHE

Magerer Schinken, Salat und fettreduzierter Käse sind nur eine Seite der Belagvariationen auf dem Brot. Gerade die Vielzahl an Gemüsearten schenkt Aufstrichen eine gesunde Charakteristik. Dank der frischen Zubereitung steht zudem eine besondere Geschmacksintention zur Verfügung – und sie sind recht einfach selbst herzustellen. Daher bieten sie dem individuellen Geschmack große Freiheiten.

Tipp: Sollte ein Aufstrich zu viel Feuchtigkeit enthalten, tropft er am besten durch ein Küchentuch ab. Notfalls müsste im Anschluss daran noch einmal alles miteinander vermengt werden.

# Karottenaufstrich

*Nährwerte: 20 kcal, Kohlenhydrate 3 g, Fett 1 g, Eiweiß 2 g*

15 Portionen ca. 10 Minuten Einfach

**Zutaten:**

100 g Frischkäse (5 % Fett)
10 g Pinienkerne (gehackt)
4 Karotten
1 Zwiebel (rot)
1-2 TL Currypulver
1 TL Rapsöl
Salz, Pfeffer

**Zubereitung:**

1. Zwiebel schälen und fein hacken. Mit dem Öl in einer Pfanne leicht anrösten. Dazu die Pinienkerne geben und mitrösten lassen. Danach kühlt es aus.

2. Karotten schälen und raspeln (nach Belieben grob oder fein). Diese werden in den Frischkäse untergehoben. Zwiebel, Pinienkerne sowie das Currypulver werden nun beigemengt. Am Ende wird mit Salz und Pfeffer abgeschmeckt.

# Leichter Obatzter

*Nährwerte: 458 kcal, Kohlenhydrate 1 g, Fett 37 g, Eiweiß 27 g*

4 Portionen ca. 30 Minuten Einfach

**Zutaten:**

500 g Camembert (45 % F. i. Tr.)
100 g Halbfettmargarine
2 Frühlingszwiebeln
1 TL Kümmel (geschrotet)
1 TL Paprikapulver (edelsüß)
Salz, Pfeffer

**Zusätzlich wird benötigt:**

1 Schneebesen

**Zubereitung:**

1. Margarine samt Gewürzen und Paprikapulver (ein wenig Pulver zurückbehalten) mit einem Schneebesen sehr fein verrühren. Danach 10 Minuten kalt stellen. Reifen Camembert in kleine Würfel schneiden und bei Raumtemperatur etwa 10 Minuten beiseitestellen.

2. Frühlingszwiebeln waschen und sehr fein hacken. Diese werden unter den Käse vermengt. Dazu werden die feste Margarine sowie der Kümmel gut untergehoben. Es kann mit Radieschenscheiben sowie ein wenig Paprikapulver garniert werden.

# Sardinen-Auberginen-Paste

*Nährwerte: 63 kcal, Kohlenhydrate 4 g, Fett 4 g, Eiweiß 4 g*

4 Portionen ca. 40 Minuten Einfach

**Zutaten:**
350 g Aubergine
4 Sardinenfilets in Öl
2 Knoblauchzehen
1 Tomate
1 Bund Frühlingszwiebeln
1 TL Zitronensaft
Salz, Pfeffer

**Zusätzlich wird benötigt:**
1 Pürierstab

**Zubereitung:**
1. Backofen auf 250 Grad Celsius vorheizen. Auberginen waschen, trocknen und dann 30 Minuten auf dem Blech garen lassen.

2. Frühlingszwiebeln waschen, trocknen und in feine Ringe schneiden. Tomate waschen, Stielansatz entfernen und in kleine Stücke schneiden. Knoblauch schälen sowie auspressen.

3. Sardinen grob schneiden. Das Öl auffangen. Die abgekühlte Aubergine halbieren und das Fleisch auskratzen. Fisch, Öl, Zitronensaft und Auberginenfleisch mit dem Pürierstab fein mischen. Unter diese Creme die restlichen geschnittenen Zutaten vermengen und würzen.

# Paprika-Nuss-Aufstrich

*Nährwerte: 25 kcal, Kohlenhydrate 1 g, Fett 2 g, Eiweiß 1 g*

12 Portionen ca. 10 Minuten Einfach

**Zutaten:**
100 g Tofu (6 % Fett)
20 g Cashewkerne
3 Paprika (rot)
1 Zwiebel (rot)
1 Knoblauchzehe
2 EL Zitronensaft
2 EL Basilikum (gehackt)
1 EL Olivenöl
½ TL Paprikapulver (edelsüß)
Salz, Pfeffer

**Zusätzlich wird benötigt:**
1 Pürierstab

**Zubereitung:**
1. Paprika erst waschen, der Länge nach aufschneiden und von den Kernen befreien. Anschließend in feine Würfel schneiden. Zwiebel schälen sowie fein hacken. Knoblauch schälen und danach pressen.

2. Den Tofu erst trocken tupfen und dann in kleine Stücke schneiden. Öl, Zitronensaft sowie Cashewkerne mit dem Paprikapulver dazugeben. Das Ganze mit dem Handmixer fein pürieren. Das Basilikum sowie die Gewürze nach Belieben unterheben.

# Auberginenaufstrich Baba Ganoush

*Nährwerte: 20 kcal, Kohlenhydrate 1 g, Fett 2 g, Eiweiß 1 g*

9 Portionen ca. 35 Minuten Einfach

**Zutaten:**

250 g Auberginen (etwa 1 Stück)
10 g Sesampaste (Tahina)
1 ½ EL Zitronensaft
1 EL Olivenöl
½ Knoblauchzehe
Kreuzkümmel (gemahlen)
Petersilie (gehackt)
Schwarze Oliven (entsteint)
Salz

**Zubereitung:**

1. Backofen auf 220 Grad Celsius vorheizen. Die Aubergine mehrfach rundherum einstechen und so lange backen, bis sie weich und schwarz ist. Nach etwa 20-25 Minuten aus dem Backofen nehmen und abkühlen lassen.

2. Lauwarme Aubergine halbieren und das Fruchtfleisch herausschaben. Mit der Sesampaste, dem Öl sowie Zitronensaft zu einer Paste zerdrücken. Knoblauch schälen und pressen sowie in den Aufstrich einrühren. Mit Salz und Kreuzkümmel würzen. Vor dem Servieren mit Petersilie und kleinen Olivenstücken garnieren.

# Italienischer Tofuaufstrich

*Nährwerte: 35 kcal, Kohlenhydrate 2 g, Fett 2 g, Eiweiß 3 g*

8 Portionen ca. 10 Minuten Einfach

**Zutaten:**

100 g Tofu (6 % Fett)
50 g Mozzarella (10 % Fett)
50 g getrocknete Tomaten (in Olivenöl)
20 g Tomatenmark
1 Zwiebel
Basilikum
Salz, Pfeffer

**Zusätzlich wird benötigt:**

1 Mixer

**Zubereitung:**

1. Tomaten sowie Mozzarella klein schneiden. Zwiebeln schälen sowie fein hacken. Basilikum waschen, trocknen sowie hacken.

2. Tofu samt Tomaten, Mozzarella und Mark im Mixer pürieren. Danach die Zwiebelstücke dazugeben. Am Schluss mit Basilikum sowie den Gewürzen abschmecken.

# Frühlingsaufstrich

*Nährwerte: 23 kcal, Kohlenhydrate 1 g, Fett 1 g, Eiweiß 4 g*

10 Portionen ca. 10 Minuten Einfach

**Zutaten:**
200 g Hüttenkäse
100 g Frischkäse (5 % Fett)
1 Frühlingszwiebel
1 TL Senf
1 TL Zitronensaft (oder Essig)
Schnittlauch
Salz, Pfeffer

**Zubereitung:**
1. Die zwei Käsevariationen werden gut miteinander vermengt. Dazu werden Zitronensaft sowie der Senf untergehoben und gut verrührt.

2. Frühlingszwiebel waschen und klein schneiden. Schnittlauch waschen und fein hacken. Beides zu der Käsemischung geben und verrühren. Mit den Gewürzen abschmecken.

# Lachsaufstrich

*Nährwerte: 35 kcal, Kohlenhydrate 1 g, Fett 2 g, Eiweiß 6 g*

9 Portionen ca. 10 Minuten Einfach

**Zutaten:**

150 g Wildlachs (geräuchert)
125 g Frischkäse (5 % Fett)
½ Zwiebel
½ Knoblauchzehe
½ Zitrone
1 EL Schnittlauch (oder Dill)
½ EL Olivenöl
1 TL Rapsöl
Salz, Pfeffer

**Zusätzlich wird benötigt:**

1 Pürierstab

**Zubereitung:**

1. Den Lachs trocken tupfen und in kleine Stücke schneiden. Zitrone halbieren und auspressen. Knoblauch schälen und pressen. Olivenöl, Zitronensaft, frischen Knoblauch sowie die Gewürze mit dem Lachs vermengen und mindestens 15 Minuten im Kühlschrank ziehen lassen. Der eingelegte Lachs wird anschließend püriert.

2. Zwiebel schälen sowie fein schneiden. Schnittlauch waschen, trocknen sowie fein hacken. Jetzt wird der Frischkäse cremig gerührt. Danach werden Zwiebel, Schnittlauch und Lachspaste untergehoben sowie gut vermischt. Es darf nach Belieben gern nachgewürzt werden.

# Tomatenaufstrich

*Nährwerte: 252 kcal, Kohlenhydrate 6 g, Fett 23 g, Eiweiß 6 g*

4 Portionen ca. 10 Minuten Simpel

**Zutaten:**

100 g Tomaten (getrocknet)
100 g Sonnenblumenkerne
3 EL Olivenöl
1 TL Agavendicksaft
Basilikum

**Zusätzlich wird benötigt:**

1 Sieb
1 Handmixer

**Zubereitung:**

1. Tomaten abtropfen lassen. Danach werden sie klein geschnitten. Die getrockneten Tomaten werden mit dem Olivenöl, Sonnenblumenkernen sowie 4 EL Wasser püriert.

2. Basilikum waschen, trocknen und anschließend fein hacken. Inklusive Salz, Pfeffer und Agavendicksaft landet das frische Basilikum im Tomatenaufstrich. Kühl sowie gut verschlossen gelagert, hält der Aufstrich circa 4-5 Tage.

# Tofukräutercreme

*Nährwerte: 110 kcal, Kohlenhydrate 4 g, Fett 7 g, Eiweiß 8 g*

4 Portionen ca. 10 Minuten Einfach

**Zutaten:**

300 g Seidentofu
1 Knoblauchzehe
1 Zwiebel (groß)
1 Stück Ingwer
½ Zitrone
1 EL Olivenöl
1 TL Paprikapulver
½ Bund Schnittlauch
½ Bund Petersilie (glatt)
Pfeffer, Salz

**Zusätzlich wird benötigt:**

1 Handmixer

**Zubereitung:**

1. Zuerst die Zitrone auspressen. 1 EL des Zitronensaftes mit dem Seidentofu und dem Olivenöl im Mixer vermengen.

2. Knoblauch, Zwiebel sowie den Ingwer schälen und dann sehr fein schneiden. Diese Zutaten gelangen nun zu der Tofucreme und werden gut untergerührt. Mit Salz, Pfeffer und Paprika wird jetzt gewürzt.

3. Anschließend werden die Kräuter gewaschen, getrocknet und fein gehackt. Davon 1 EL zur Seite nehmen. Den Rest in die Creme geben und gut umrühren. Beim Servieren den Rest der Kräuter als Garnierung auf die Tofucreme geben.

Tipp: Mit gerösteten Sonnenblumen- sowie Sesamkernen und klein geschnittenen Oliven schmeckt die Creme gleich mediterraner.

# Kichererbsencreme Arabia

*Nährwerte: 200 kcal, Kohlenhydrate 19 g, Fett 13 g, Eiweiß 6 g*

4 Portionen ca. 10 Minuten Einfach

**Zutaten:**
250 g Kichererbsen (Dose)
2 Knoblauchzehen
1 Zitrone
1 EL Walnussöl
1 EL Olivenöl
1 Stängel Minze
Salz und Pfeffer

**Zusätzlich wird benötigt:**
1 Sieb
1 Handmixer

**Zubereitung:**
1. Zuerst die Kichererbsen in einem Sieb abtropfen lassen. Den Knoblauch schälen und mit den Erbsen pürieren (möglichst hoher Behälter).

2. Nun wird die Zitrone halbiert und ausgepresst. 4 EL Zitronensaft plus Gewürze und Öle in einem Gefäß gut verrühren. Die Minze wird erst gewaschen und getrocknet, dann werden die Blätter abgezupft. Sie dient als Garnierung.

# VORSPEISEN UND SNACKS

Kleine Finger Foods für zwischendurch sorgen für eine Stillung des Appetits. Mit kleinen Häppchen kann man jedem eine Freude bereiten. So müssen die Hauptspeisen nicht überdimensioniert ausfallen. Aber auch bei so manchem Buffet zu einem Empfang daheim mit Freunden und Familie schenken diese kleinen Delikatessen ein kulinarisches Highlight.

# Gefüllte Feigen

*Nährwerte: 186 kcal, Kohlenhydrate 14 g, Fett 11 g, Eiweiß 9 g*

2 Portionen ca. 10 Minuten Einfach

**Zutaten:**

100 g Ricotta (oder Speisequark 20 % Fett)
4 reife Feigen
1 EL Walnüsse (gemahlen)
Etwas Zitronensaft
Pfeffer

**Zubereitung:**

1. Feigen vorsichtig waschen, trocknen und halbieren. Das Fruchtfleisch mit einem Löffel ausschaben und dann mit einer Gabel zerdrücken.

2. Unter den Ricotta das Feigenfleisch sowie die Walnüsse locker vermischen. Danach mit frisch gemahlenem Pfeffer abschmecken. Als Feigenhälften oder als zusammengefügtes Ganzes servieren.

# Gratiniertes Tomatenbrot

*Nährwerte: 191 kcal, Kohlenhydrate 12 g, Fett 13 g, Eiweiß 8 g*

4 Portionen ca. 12 Minuten Einfach

**Zutaten:**

125 g Mozzarella
4 Scheiben Roggenbrot
4 Tomaten
2 Frühlingszwiebeln
2 Knoblauchzehen
2 Zweige Basilikum
2 TL Olivenöl
Salz, Pfeffer

**Zubereitung:**

1. Backofen auf 200 Grad Celsius vorheizen. Zwiebeln waschen sowie in Ringe schneiden. Tomaten waschen, halbieren und den Stielansatz entfernen. Danach die Tomaten klein würfeln. Basilikum waschen, trocknen und acht Blätter zur Seite legen. Den Rest in feine Streifen schneiden. Alles miteinander vermengen.

2. Knoblauch schälen, halbieren und das Brot damit abstreichen. Den Tomatensalat auf dem Roggenbrot verteilen und würzen. Mozzarella in kleine Würfel schneiden und auf die Brote legen. Im Ofen backt dies, bis der Käse vollkommen geschmolzen ist. Darauf zwei frische Basilikumblätter legen.

# Ratatouille-Burger

*Nährwerte: 315 kcal, Kohlenhydrate 36 g, Fett 15 g, Eiweiß 10 g*

2 Portionen ca. 35 Minuten Einfach

**Zutaten:**

100 g Dickmilch
2 Burgerbuns (oder Sesamfladen)
1-2 Knoblauchzehen
1 Paprika (rot)
1 Paprika (gelb)
1 Zucchini (klein)
1 Zwiebel
1 Tomate
½ Aubergine
½ Bund Petersilie (oder Schnittlauch)
2 TL Olivenöl
½ TL Thymian (getrocknet)
½ TL Zitronenabrieb
½ TL Paprikapulver (edelsüß)
Salz, Pfeffer

**Zusätzlich wird benötigt:**

Alufolie

**Zubereitung:**

1. Backofen unter Grilleinstellung auf 180 Grad Celsius vorheizen. Alles Gemüse waschen. Paprika halbieren, vom Kerngehäuse befreien sowie in kleine Stücke schneiden. Zucchini schräg in Scheiben schneiden. Aubergine vierteln sowie in etwa 1 cm dicke Stücke schneiden. Zwiebel schälen sowie in dünne Streifen schneiden.

2. Grillrost mit Alufolie auslegen und das Gemüse darauflegen. Knoblauch schälen sowie auspressen. Diesen mit dem Thymian in das Öl geben. Das Gemüse damit einpinseln sowie salzen und pfeffern. Es grillt jetzt etwa 20 Minuten.

3. Kräuter waschen, trocknen sowie fein hacken. Mit dem Zitronenabrieb sowie der Dickmilch verrühren. Würzen mit Salz, Pfeffer sowie Paprikapulver. Die Tomate wird gewaschen, vom Stielansatz befreit und grob gewürfelt.

4. Brötchen oder Fladen im Backofen unter dem Grill kross erwärmen. Mit dem Messer seitlich eine Tasche hineinschneiden. Die Buns mit Tomate sowie Grillgemüse befüllen. Abschließend mit dem Kräutermilchdressing veredeln.

# Gefüllte Gurke

*Nährwerte: 180 kcal, Kohlenhydrate 22 g, Fett 7 g, Eiweiß 10 g*

2 Portionen ca. 20 Minuten Einfach

**Zutaten:**

100 g Champignons
50 g Magerquark
30 g Grünkern (oder Dinkel)
20 g Mandeln (gemahlen)
1 Gurke
1 Birne
1 Knoblauchzehe
1 Bund Petersilie
1 TL Milch (1,5 % Fett)
½ Prise Paprikapulver (mild)
Salz, Pfeffer

**Zusätzlich wird benötigt:**

1 Mixer

**Zubereitung:**

1. Gurke waschen und die Schale in Art eines Zebramusters schräg schälen. Danach etwa 3 cm große Stücke abschneiden und von einer Seite mit einem Löffel aushöhlen. Knoblauch schälen und halbieren. Die Kerne kochen derweil 10 Minuten in Wasser auf dem Herd.

2. Champignons putzen sowie in Stücke schneiden. Die Birne wird gewaschen, geviertelt und entkernt. Das Fruchtfleisch grob würfeln. Petersilie waschen, trocknen und außer ein paar Blättern fein hacken. Kerne, Mandeln sowie Petersilie und Knoblauch im Mixer pürieren. Birnen und Pilze dazugeben und erneut zerkleinern.

4. Quark unter Zugabe von etwas Milch cremig verrühren. Pilzmischung und Quark miteinander vermengen. Das Ganze in die ausgehöhlten Gurkenstücke füllen und mit frischer Petersilie garnieren.

# Olivenbrot

*Nährwerte: 186 kcal, Kohlenhydrate 9 g, Fett 14 g, Eiweiß 4 g*

20 Stück ca. 2 Stunden Mittel

**Zutaten:**
250 g Vollkornmehl (Type 700)
150 g Magerquark
150 g Walnüsse
je 50 g Oliven (schwarz, grün)
150 ml Weißwein (trocken)
150 ml Olivenöl
1 Packung Trockenhefe
1 TL Rosmarin
½ TL Salz

**Zusätzlich wird benötigt:**
1 tiefes Backblech (15 x 20 cm)

**Zubereitung:**
1. Mehl sowie Hefe mischen. Danach erst den Wein, dann das Öl unterrühren. Den Teig jetzt abgedeckt an einem warmen Ort etwa 30 Minuten ziehen lassen.

2. Nach der Wartezeit Quark sowie Salz unterheben. Oliven halbieren und ein Viertel zur Seite legen. Den Rest mit den Nüssen sowie Rosmarin in den Teig mischen.

3. Backblech einfetten sowie mit etwas Mehl bestäuben. Darauf den Teig ausrollen und erneut 30 Minuten ruhen lassen.

4. Backofen auf 190 Grad Celsius vorheizen. Die restlichen Oliven auf dem Teig verteilen. Das Brot backt nun auf der mittleren Schiene für etwa 45 Minuten goldbraun.

# Feigen in Orangenchutney

*Nährwerte: 187 kcal, Kohlenhydrate 13 g, Fett 11 g, Eiweiß 6 g*

8 Portionen ca. 30 Minuten Mittel

**Zutaten:**

250 g Feta
50 g Olivenöl
8 Feigen
3 Orangen
2 Schalotten
2 EL Apfelessig
2 EL Honig
1 EL Rohrzucker
Etwas Thymian (frisch)

**Zubereitung:**

1. Orangen heiß abwaschen und gut trocken reiben. 1 TL Orangenschalenabrieb erzeugen. Orangen schälen sowie die weiße Haut abziehen. Mit einem scharfen Messer Filetstücke herausschneiden und diese in Stücke teilen. Thymian waschen, trocknen sowie die Blätter abzupfen. Die Schalotten schälen sowie fein würfeln.

2. In einem Topf die Schalotten mit 10 ml Öl andünsten. Den Honig dazugeben und leicht karamellisieren lassen. Die Orangenfilets hinzufügen und schwenken. Danach mit dem Essig ablöschen und den Abrieb unterheben. Das Ganze köchelt für etwa 5 Minuten vor sich hin.

3. Backofen auf 220 Grad Celsius vorheizen. Feigen waschen, trocknen und der Länge nach halbieren. Fetakäse in kleine Platten schneiden und im Ofen unter der Grillfunktion in circa 2 Minuten zum Schmelzen bringen.

4. Restliches Öl mit dem Zucker erwärmen. Darin die Feigen schwenken. Früchte mit Feta auf einem Teller anrichten. Das Orangenchutney auf den Käse geben.

# Früchte-Burger

*Nährwerte: 310 kcal, Kohlenhydrate 49 g, Fett 8 g, Eiweiß 10 g*

4 Portionen ca. 15 Minuten Einfach

**Zutaten:**

4 Vollkornbrötchen
1 Apfel
1 Orange
1 Kiwi
1 Banane
2 EL Frischkäse (5 % Fett)
1 TL Honig
Ein paar Mandelblättchen

**Zubereitung:**

1. Die Mandelblättchen ohne Fett in einer Pfanne anrösten. Früchte waschen, schälen und in Scheiben schneiden.

2. Die Banane schälen sowie das Fruchtfleisch mit einer Gabel zerdrücken. Unter diesen Bananenmus wird der Frischkäse sowie der Honig gehoben und gut vermengt.

3. Die Brötchen aufschneiden und die unteren Hälften mit der Creme bestreichen. Danach Apfel-, Kiwi- und Orangenscheiben auftürmen. Am Ende die Mandelblättchen daraufgeben und die Oberseite des Brötchens auflegen.

# Gebratene Artischocken

*Nährwerte: 183 kcal, Kohlenhydrate 8 g, Fett 16 g, Eiweiß 2 g*

4 Portionen ca. 1 Stunde Einfach

**Zutaten:**
12 Artischocken (klein)
4 Zweige Thymian
4 Knoblauchzehen
2 Schalotten
2 Zitronen (unbehandelt)
6 EL Olivenöl
Salz, Pfeffer

**Zubereitung:**
1. Als Erstes 1 Zitrone auspressen und den Zitronensaft mit 500 ml Wasser vermengen. Die andere Zitrone heiß waschen, trocknen und achteln. Artischocken waschen und vierteln. Thymian waschen, trocknen und zupfen.

2. Schalotten und Knoblauch schälen. Den Knoblauch in Scheiben, die Schalotten in Würfel schneiden. Öl in einer Pfanne erhitzen und die Artischocken von allen Seiten etwa 10 Minuten goldgelb braten. Dazu kommen jetzt die Schalotten, der Knoblauch und der Thymian. Am Ende mit Salz sowie Pfeffer direkt würzen und mit den Zitronenspalten servieren.

# Sauerkrautfladenbrot

*Nährwerte: 330 kcal, Kohlenhydrate 62 g, Fett 3 g, Eiweiß 13 g*

4 Portionen ca. 30 Minuten Einfach

**Zutaten:**

275 g Sauerkraut (etwa 1 Dose)
100 g Apfel
50 g Magerschinken (gekocht)
2 Fladenbrote
2 EL Rosinen

**Zusätzlich wird benötigt:**

1 Sieb

**Zubereitung:**

1. Sauerkraut samt Flüssigkeit in einen Topf geben. Apfel schälen, in Viertel schneiden und von Kerngehäuse, Stiel sowie Blüte befreien. Der klein geschnittene Apfel kommt zum Sauerkraut in den Topf und alles wird erhitzt.

2. Wenn der Topfinhalt kocht, Schinken sowie Rosinen dazugeben. Bei schwacher Hitze köchelt es nun etwa 20 Minuten.

3. Fladenbrote halbieren und in der Mitte quer aufschneiden. Sauerkrautmischung in das Sieb geben, abtropfen lassen und notfalls ausdrücken. Auf der Unterseite des Fladenbrotes legen und mit der oberen Hälfte Brot abdecken.

# Fettlose Kartoffelchips

*Nährwerte: 142 kcal, Kohlenhydrate 30 g, Fett 0 g, Eiweiß 5 g*

2 Portionen ca. 15 Minuten Einfach

**Zutaten:**
4 Kartoffeln (festkochend)
Salz

**Zusätzlich wird benötigt:**
1 Gemüsehobel
Backpapier

**Zubereitung:**
1. Zuerst wird der Backofen auf 200 Grad Celsius vorgeheizt. Danach werden die Kartoffeln geschält, gewaschen und getrocknet. Mittels Gemüsehobel anschließend in dünne Scheiben schneiden.

2. Backblech mit Backpapier auslegen. Die Kartoffelscheiben auf dem Blech nicht zu gedrängt auslegen und etwa 5-6 Minuten backen. Dann die Chips umdrehen und noch einmal 3-4 Minuten goldbraun backen. Nach etwas Abkühlung werden sie gesalzen.

# Sommerrollen

*Nährwerte: 218 kcal, Kohlenhydrate 41 g, Fett 5 g, Eiweiß 3 g*

4 Portionen ca. 15 Minuten Einfach

**Zutaten:**

100 g Glasnudeln
100 g Tofu (oder Shrimps)
10 Reispapierblätter
1 Karotte
½ Gurke
1 EL Öl
Korianderblätter
Minzeblätter
Petersilie (gehackt)

**Zubereitung:**

1. Glasnudeln mit heißem Wasser übergießen. Entsprechend der Packung müssen diese nun einweichen. Gurke und Karotte waschen und juliennes schneiden (dünne Streifen).

2. Eine Pfanne erhitzen und Tofu oder Shrimps anbraten. Der Tofu sollte goldbraun aussehen.

3. Reispapier 5 Minuten in warmem Wasser einweichen. Anschließend auf einem Teller ausbreiten. Tofu (oder Shrimps) sowie Reisnudeln und Gemüse darauflegen. Koriander sowie gehackte Petersilie hinzufügen. Als Erstes die Ränder einschlagen und dann das Reispapier nach oben hin zusammenrollen.

# SALATE

Als kleine Erfrischung zwischendurch oder als fruchtige Umrahmung eines delikaten Hauptgangs überzeugt Salat auf breiter Linie. Dabei bietet er viele Pflanzenstoffe gebündelt an. Für den kleinen Hunger am Vor- oder Nachmittag kann er eine gelungene sowie leckere Sättigung bewirken. Des Weiteren wird die Varianz durch wechselnde Zutaten immer wieder neue Kreationen ermöglichen.

# Gemüsesalat mit Tofu

*Nährwerte: 195 kcal, Kohlenhydrate 6 g, Fett 15 g, Eiweiß 9 g*

4 Portionen ca. 10 Min. + 1 Std. Ziehen Einfach

**Zutaten:**
250 g Tofukräutercreme
100 g Zuckerschoten
100 g Rotkohl
2 Möhren (mittelgroß)
5 Walnusskerne
2 Knoblauchzehen
1 Stück Ingwer (2 cm)
2 EL Chilisauce
2 EL Sojasauce
2 EL Walnussöl

**Zubereitung:**
1. Für die Marinade muss der Knoblauch geschält und zerdrückt werden. Danach den Ingwer schälen und reiben. 1 TL Ingwer mit Knoblauch, Walnussöl und den zwei Saucen vermengen. Tofu in kleine Würfel schneiden und in die Marinade legen. Das Ganze mit Folie bedecken und 1 Stunde ziehen lassen.

2. Zuckerschoten waschen und für 2 Minuten in heißem Wasser blanchieren. Danach die Schoten sofort in Eiswasser geben. Anschließend in 3 cm lange Streifen schneiden. Rotkohl sowie Möhren waschen und ebenfalls in kleine Streifen schneiden. Alles einmal komplett verrühren. Jetzt den Tofu dazugeben und noch einmal vermengen. Beim Servieren kleine Stücke der Walnusskerne frisch als Topping dazugeben.

# Mais-Paprika-Salat

*Nährwerte: 161 kcal, Kohlenhydrate 17 g, Fett 9 g, Eiweiß 3 g*

4 Portionen ca. 25 Minuten Einfach

**Zutaten:**
300 g Mais
250 g Paprika (rot)
250 g Paprika (grün)
1 Zwiebel
1 Chilischote
1 Knoblauchzehe
1 Zitrone
3 EL Olivenöl
1 Prise Zucker
Salz, Pfeffer

**Zubereitung:**
1. Mais abtropfen lassen sowie in eine Schüssel geben. Paprika waschen, vierteln und klein schneiden. Chilischote waschen und sehr fein hacken. Knoblauch sowie Zwiebel schälen und ebenfalls klein hacken. Alles zum Mais hinzugeben.

2. Zitrone halbieren sowie auspressen. Deren Saft mit den Gewürzen und dem Öl zu einem Dressing verrühren. Dies kommt auf den Salat und wird gut vermengt.

# Energiereicher Linsensalat

*Nährwerte: 885 kcal, Kohlenhydrate 81 g, Fett 39 g, Eiweiß 39 g*

2 Portionen ca. 40 Minuten Einfach

**Zutaten:**
200 g Beluga-Linsen
5 Walnüsse
2 Knollen Rote Bete
1 Süßkartoffel (groß)
1 Avocado
1 Dose Kichererbsen
2 EL Olivenöl
2 EL Balsamico
1 TL Honig

**Zubereitung:**
1. Backofen auf 190 Grad Celsius vorheizen. Währenddessen Süßkartoffel und Rote Bete schälen sowie in Stücke schneiden. Beide Zutaten mit 1 EL Olivenöl in einer Schüssel vermengen. Auf dem Backblech arrangieren und 35 Minuten rösten lassen.

2. Linsen mit Wasser (dreifacher Menge im Vergleich zur Linsenmenge) für etwa 25 Minuten kochen lassen. Avocado entkernen, ausschaben sowie in kleine Stücke schneiden. Olivenöl, Balsamico sowie Honig zu einem Dressing vermengen.

3. Gemüse aus dem Herd, Linsen vom Ofen nehmen. Beides mit den Kichererbsen und den Avocadostücken vermengen. Abschließend das Dressing sowie die Walnüsse daraufgeben.

# Rot-Grüner-Farfallesalat

*Nährwerte: 660 kcal, Kohlenhydrate 96 g, Fett 21 g, Eiweiß 20 g*

4 Portionen ca. 15 Minuten Einfach

**Zutaten:**

500 g Farfalle
500 g Blattspinat
250 g Kirschtomaten
4 Frühlingszwiebeln
3 Knoblauchzehen
4 EL Sonnenblumenkerne (oder Pinienkerne)
1 Chilischote
4 EL Zitronensaft
2 EL Olivenöl
2 EL Rapsöl
1 EL Oregano (frisch)
1 EL Basilikum (frisch)
Salz, Pfeffer

**Zubereitung:**

1. Farfalle in gesalzenem Wasser bissfest kochen (siehe Verpackung). Danach sollen die Teigwaren abkühlen.

2. Spinat und Frühlingszwiebeln waschen und in feine Streifen schneiden. Tomaten waschen sowie halbieren. Die Kerne ohne Fett in einer Pfanne rösten. Alle bisher verarbeiteten Zutaten in einer Schüssel miteinander vermengen.

3. Für das Dressing werden Basilikum, Oregano und Chili zerhackt. Danach wird der Knoblauch zerdrückt. Dazu kommen jetzt der Zitronensaft sowie die Gewürze. Am Ende werden die beiden Öle untergerührt.

# Schwedischer Käsesalat

*Nährwerte: 478 kcal, Kohlenhydrate 14 g, Fett 38 g, Eiweiß 18 g*

4 Portionen ca. 30 Minuten Einfach

**Zutaten:**
300 g Äpfel
250 g Staudensellerie
200 g Schnittkäse (25 % F. i. Tr.)
200 g saure Sahne
100 g Schafskäse
40 g Walnüsse
1 Karotte
3 EL Olivenöl
1-2 EL Apfelessig
Salz, Pfeffer

**Zubereitung:**
1. Sellerie waschen, putzen sowie in mundgerechte Stücke schneiden. Äpfel waschen, in Viertel schneiden und vom Kerngehäuse, der Blüte und dem Stielansatz befreien. Danach in Spalten schneiden. Die Karotte schälen sowie in feine Stifte schneiden.

2. Käse in kleine Stücke schneiden. Alle bisherigen Zutaten zusammenführen und gut durchmischen. Die Walnüsse grob zerkleinern. Alles anrichten und die Walnüsse darüberstreuen.

3. Den Schafskäse mit einer Gabel zerdrücken. Öl sowie Sahne dazugeben. Alles gut zu einer cremigen Masse vermengen. Mit den Gewürzen sowie dem Essig abschmecken und über den Salat geben.

# Fruchtiger Ampelsalat

*Nährwerte: 146 kcal, Kohlenhydrate 18 g, Fett 7 g, Eiweiß 4 g*

4 Portionen ca. 25 Minuten Einfach

**Zutaten:**

200 g Feldsalat
200 g Mais
200 g Himbeeren
3 EL Himbeeressig
2 EL Sonnenblumenöl
1 Prise Zucker
Salz, Pfeffer

**Zubereitung:**

1. Salat und Mais waschen, trocknen und je in eine Schüssel geben. Himbeeren abspülen und abtropfen lassen.

2. Aus den restlichen Zutaten ein Dressing verrühren. Dieses wird auf den Mais gegeben. Jetzt vermischen. Dann den Feldsalat sowie die Himbeeren unterheben.

Tipp: Ein wesentliches Upgrade erhält dieser Salat durch zusätzliche Schafskäsewürfel.

# Kichererbsensalat mit Schafskäse

*Nährwerte: 400 kcal, Kohlenhydrate 49 g, Fett 15 g, Eiweiß 19 g*

2 Portionen ca. 15 Minuten Einfach

**Zutaten:**

450 g Kichererbsen (Dose)
150 g Cocktailtomaten
120 g Schafskäse (9 % Fett)
1 rote Zwiebel
1 Knoblauchzehe
1 Zucchini
1 Paprika (gelb)
½ Zitrone
1 EL Weißweinessig
1 EL Rapsöl
1 EL Olivenöl
1 TL Senf
Salz, Pfeffer

**Zubereitung:**

1. Kichererbsen waschen, danach gut abtropfen lassen. Zwiebeln schälen sowie klein hacken, Knoblauch schälen sowie pressen. Diese drei Komponenten miteinander vermengen.

2. Zucchini waschen sowie klein schneiden. Paprika waschen, vierteln sowie entkernen und in kleine Stücke schneiden. Die Tomaten waschen. Das Rapsöl in einer Pfanne erhitzen und zuerst die Zucchini anrösten, danach die Paprika sowie Tomaten hinzugeben und mitrösten lassen. Danach die Kichererbsen mit dem Pfanneninhalt gut vermengen und von der Herdplatte nehmen.

3. Die Zitrone auspressen und deren Saft mit dem Essig, Olivenöl und Senf vermischen (Tipp: Mit etwas Wasser an den persönlichen Geschmack angepasst verdünnen). Danach mit Salz und Pfeffer würzen. Den Schafskäse in Stücke schneiden und über den Salat geben.

# Salat Nicoise

*Nährwerte: 420 kcal, Kohlenhydrate 3 g, Fett 34 g, Eiweiß 24 g*

4 Portionen ca. 35 Minuten Einfach

**Zutaten:**
200 g Bohnen
200 g Kirschtomaten
150 g Thunfischfilets (2 Dosen)
50 g Oliven (schwarz, mariniert)
2 Eier
1 Kopfsalat (klein)
4 EL Olivenöl
2 EL Weißweinessig
1 TL Dijon-Senf
Salz, Pfeffer

**Zubereitung:**

1. Als Erstes Eier hart kochen lassen. Sie müssen auskühlen.

2. Bohnen waschen, putzen sowie in heißem Salzwasser etwa 5 Minuten garen lassen (Tipp: Zugabe von 1 Messerspitze Natron macht bekömmlicher und schont die intensive Farbe). Anschließend Gemüse abschrecken, abtropfen sowie auskühlen lassen.

3. Oliven sowie Thunfisch abtropfen lassen. Kopfsalat waschen, auslesen und kleine Stücke abzupfen. Der Salat kommt in eine Schüssel. Bohnen werden in circa 3 cm große Stücke geschnitten und dem Salat zugeführt.

4. Kirschtomaten waschen und halbieren. Eier pellen und in Viertel schneiden. Thunfisch zerpflücken und mit den Eiern in den Salat geben.

5. Gewürze, Senf und Essig werden in einer Schüssel vermengt. Dazu wird das Öl gegeben. Gut verrührt, wird dieses leichte Dressing über den Salat geträufelt.

Tipp: Der Salat kann mit Kartoffeln noch reichhaltiger gemacht werden. Diese einfach bis zu 20 Minuten im Salzwasser garen und anschließend in mundgerechte Stücke zerteilen.

# Apfel-Möhren-Rohkost

*Nährwerte: 90 kcal, Kohlenhydrate 15 g, Fett 3 g, Eiweiß 2 g*

4 Portionen ca. 10 Min. + 2 Std. Ziehen Einfach

**Zutaten:**

500 g Möhren
3 Äpfel
1 Zitrone
1 EL Rapsöl
Salz, Pfeffer

**Zubereitung:**

1. Möhren schälen und fein reiben. Äpfel schälen, vierteln sowie das Kerngehäuse entfernen. Die Blüte der Äpfel ebenfalls entnehmen.

2. Den Salat mit Öl und dem Saft der Zitrone vermengen. Danach nach Belieben würzen. Der Salat sollte mindestens 2 Stunden ziehen (Tipp: Wenn der Salat über Nacht durchzieht, steht gleich zum Frühstück eine energiereiche Speise zur Verfügung).

# Feldsalat mit Ei-Highlight

*Nährwerte: 175 kcal, Kohlenhydrate 2 g, Fett 11 g, Eiweiß 6 g*

4 Portionen ca. 10 Minuten Einfach

**Zutaten:**

200 g Feldsalat
8 Mini-Mozzarella (10 % Fett)
2 Eier
2 Tomaten
1 Salatgurke
2 EL Olivenöl
1 EL Balsamessig
1 EL Gemüsebrühe
Salz, Pfeffer

**Zubereitung:**

1. Salat gründlich waschen und von den Wurzelspitzen befreien. Die Eier in Wasser kochen lassen (Tipp: 3 Minuten kochen lassen, wenn das Wasser zu perlen beginnt).

2. Währenddessen Tomaten waschen und in kleine Stücke schneiden. Gurke ebenfalls waschen und der Länge nach aufschneiden. Das wässrige Kerngehäuse herausnehmen. Beides in den Salat geben und gut vermengen.

3. Essig, Gemüsebrühe, Olivenöl und Salatkräuter ergeben ein Dressing. Diesen mit den Gewürzen abschmecken und über den Salat geben. Die Mozzarella-Kugeln eventuell halbieren oder ganz verteilen. Die weichen Eier schälen, halbieren sowie auf dem Salat positionieren.

# Weißkrautsalat

*Nährwerte: 173 kcal, Kohlenhydrate 6 g, Fett 14 g, Eiweiß 6 g*

4 Portionen ca. 1 Std. 45 Min. Einfach

**Zutaten:**

500 g Weißkohl
100 g Schinkenspeck (mager)
1 Zwiebel
2 EL Sonnenblumenöl
1 EL Weißweinessig
1 TL Kümmel
Zucker
Salz, Pfeffer

**Zubereitung:**

1. Die obersten Blätter entfernen. Den restlichen Kohl vierteln und in eine Schüssel hobeln. Den Strunk nicht verwenden. Kümmel darübergeben. Zwiebel schälen und fein gehackt hinzufügen. Mit Salz bestreuen und nun mit den Händen drücken sowie kneten, bis eine Salzlake hervortritt. Diese abgießen.

2. Schinkenspeck ohne Fett in einer beschichteten Pfanne leicht anbraten. Diesen anschließend unter das Kraut vermengen.

3. Zucker, Pfeffer, Essig sowie 1 EL Wasser zu einem Dressing vermengen und in das Weißkraut geben. Alles gut mischen und erst jetzt das Öl hineingießen. Vor dem Verzehr sollte dieser Salat bei Zimmertemperatur etwa 1 Stunde ziehen.

# Melonen-Feta-Salat

*Nährwerte: 296 kcal, Kohlenhydrate 18 g, Fett 15 g, Eiweiß 10 g*

4 Portionen ca. 10 Minuten Einfach

**Zutaten:**

800 g Wassermelone (ohne Kern)
200 g Schafskäse (9 % Fett)
12 Oliven (schwarz)
10 Blätter Basilikum
2 Salatherzen
½ Zitrone
3 EL Olivenöl
1 TL Minze (frisch)
Salz, Pfeffer

**Zubereitung:**

1. Die Melone von der Schale befreien sowie in etwa 1 cm große Stücke schneiden. Den Käse in ebenso dieser Größe zurechtschneiden.

2. Die Salatherzen waschen sowie schleudern. Oliven entsteinen sowie in kleine Stücke schneiden. Alle Zutaten werden jetzt miteinander vermischt.

# Salata Italia

*Nährwerte: 224 kcal, Kohlenhydrate 14 g, Fett 15 g, Eiweiß 7 g*

4 Portionen ca. 10 Minuten Einfach

**Zutaten:**
250 g Rucola
250 g Radicchio
50 g Parmesan (oder Grana Padano)
1 Bund glatte Petersilie
1 Zitrone
3 EL Olivenöl
Salz, Pfeffer

**Zusätzlich wird benötigt:**
1 Küchenhobel

**Zubereitung:**
1. Die Salate und die Petersilie waschen, säubern und trocknen. Danach werden die Rippen vom Radicchio entfernt und der Salat wird in Streifen geschnitten. Stiele vom Rucola entfernen, notfalls zerkleinern. Beide Salate in einer Schüssel vermengen.

2. Petersilie abzupfen und zur Seite stellen. Den Saft einer Zitrone mit den Gewürzen vermengen. Danach das Öl hinzugeben. Dieses Dressing über den Salatmix geben und gut mischen.

3. Jetzt wird der Käse gehobelt. Mit der Petersilie den Parmesan über den Salat geben.

# Ananas-Melonen-Salat

*Nährwerte: 220 kcal, Kohlenhydrate 38 g, Fett 5 g, Eiweiß 3 g*

4 Portionen ca. 20 Minuten Einfach

**Zutaten:**

400 g Ananas
400 g Honigmelone
40 g Sesam (weiß)
40 g Zucker
100 ml Traubensaft (hell)
1 Zitrone
1 EL Honig

**Zubereitung:**

1. Im Ofen ein Backblech mit Backpapier auslegen. In einem Topf den Zucker karamellisieren (ständig umrühren!). Den Sesam unterrühren und köcheln lassen, bis eine goldbraune Masse entsteht. Diese süße Schicht auf dem Blech ausstreichen.

2. Honigmelone vierteln sowie entkernen. Das Fruchtfleisch aus der Schale schaben und in kleine Stücke schneiden. Ananas schälen, vierteln sowie vom Strunk befreien. Die Ananas würfeln und mit den Melonenstücken gut durchmischen.

3. Dann die Zitrone halbieren sowie auspressen. Honig, Traubensaft sowie den Zitronensaft gut verrühren und über das Fruchtduett geben. Etwa 10 Minuten durchziehen lassen.

4. Krokant aus dem Ofen nehmen und vier größere Teile abbrechen. Den Rest der karamellisierten Chips fein zerhacken. Den Salat mit den Krokantstreuseln und denKrokantchips garnieren.

# Zuckerschotensalat

*Nährwerte: 325 kcal, Kohlenhydrate 21 g, Fett 20 g, Eiweiß 10 g*

4 Portionen ca. 20 Minuten Einfach

**Zutaten:**

300 g Zuckerschoten
300 g Kirschtomaten
40 g Parmesan (gehobelt)
3 Scheiben Weißbrot
2 Stängel Basilikum
1 Knoblauchzehe
1 Blattsalat
1 Paprika (rot)
1 Paprika (gelb)
1 Päckchen Brunnenkresse
½ Bund Petersilie (glatt)
2 EL Rapsöl
2 EL Olivenöl
2 EL Zitronensaft
1 EL Joghurt (1,5 % Fett)
1 EL saure Sahne (10 % Fett)
1 TL Zucker
Salz, Pfeffer

**Zusätzlich wird benötigt:**

1 Schere
1 Küchenpapier

**Zubereitung:**

1. Die Zuckerschoten waschen und danach ins heiße Salzwasser zum Blanchieren. Anschließend sofort in Eiswasser legen. Nach der Abkühlung schräge Streifen schneiden.

2. Salat, Tomaten und Paprika waschen sowie trocknen. Den Salat abzupfen, die Kirschtomaten halbieren und die Paprika von den Kernen befreien sowie in Würfel schneiden. Alles miteinander zu einer Gemüsemischung vermengen.

3. Petersilie sowie Basilikum waschen, trocken schwenken und die losgelösten Blätter in Streifen schneiden. Die Brunnenkresse wird mit einer Schere abgeschnitten. Die Kräuter kommen zum Gemüsemix hinzu.

4. Für knackige Croûtons die Rinde des Weißbrotes abschneiden. Die Scheiben in Würfel zurechtschneiden. Der Knoblauch wird geschält und zerquetscht. Nun das Öl erhitzen und den vorher zerquetschten Knoblauch hinzugeben. Die Brotstücke dürfen jetzt knusprig und goldbraun rösten. Auf einem Küchenpapier tropft das Fett am besten ab.

5. Für das Dressing werden Joghurt und saure Sahne vermengt. Dazu kommen nun der Zitronensaft sowie das Olivenöl. Mit Zucker und Gewürzen wird abgeschmeckt. Auf den Salat mit den Croûtons wird das Dressing gegeben. Darauf findet der Parmesan seinen Platz.

# DIPS UND SAUCEN

Ob zum Brotstick oder dem Salat kann die richtige Würze noch einmal einen deutlichen Kick mehr geben. Aber auch als Beilage zu mancher Hauptspeise verdient eine Sauce geeignete Aufmerksamkeit.

Tipp: Zum Binden von Saucen offenbaren viele Gemüsesorten großes Potenzial. Karotten, Sellerie oder Kartoffeln lassen sich einfach pürieren und geben zudem einen extra Aromakick hinzu. In diesem Augenblick gerät Sahne als Bindemittel in den Hintergrund. Ebenso dienen saure Sahne, Kondensmilch oder Milch als fettarme Alternative zur reichhaltigen Sahne.

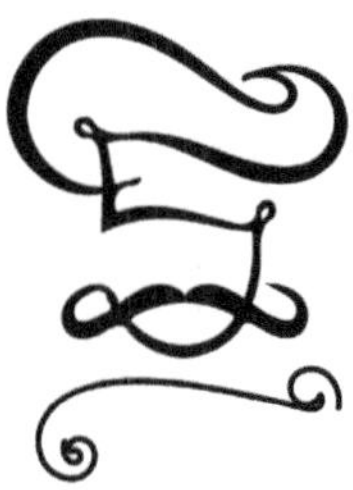

# Erdnuss-Ingwer-Dip (zu Sommerrollen)

*Nährwerte: 51 kcal, Kohlenhydrate 3 g, Fett 4 g, Eiweiß 2 g*

4 Portionen ca. 5 Minuten Einfach

**Zutaten:**

1 Stück Ingwer

2 EL Erdnussmus

1 El Sojasauce

1 EL Limettensaft

1 TL Agavendicksaft

**Zubereitung:**

1. Ingwer schälen und klein hacken.

2. Limettensaft, Sojasauce, Agavendicksaft und Erdnussmus mit dem Ingwer vermengen. Nach eigenem Ermessen mit 2-3 EL Wasser verdünnen.

# Joghurtdressing

*Nährwerte: 69 kcal, Kohlenhydrate 3 g, Fett 6 g, Eiweiß 2 g*

4 Portionen ca. 5 Minuten Einfach

**Zutaten:**
250 g Joghurt (5 % Fett)
½ Bund Schnittlauch
½ Bund Petersilie
2 EL Olivenöl
Salz, Pfeffer

**Zubereitung:**
1. Den Joghurt mit dem Olivenöl gut vermengen. Schnittlauch waschen, abtropfen und in feine Ringe schneiden. Petersilie waschen, trocken schwenken sowie klein hacken.

2. Kräuter in den Joghurt geben und gut vermengen. Danach mit Gewürzen abschmecken.

# Salatdressing

*Nährwerte: 79 kcal, Kohlenhydrate 2 g, Fett 8 g, Eiweiß 0 g*

4 Portionen ca. 5 Minuten Einfach

**Zutaten:**

1 Schalotte
1 Knoblauchzehe (nach Belieben)
3 EL Himbeeressig (oder Kräuteressig)
3 EL Sonnenblumenöl
je 1 EL frisch gewiegte Kräuter (Dill, Kerbel, Petersilie, Schnittlauch)
1 TL Senf (mittelscharf)
Zucker
Salz, Pfeffer

**Zubereitung:**

1. Essig mit den Gewürzen und Zucker sowie Senf in einer Schüssel gut miteinander verrühren. Danach die Kräuter unterheben.

2. Schalotte schälen und fein hacken. Den Knoblauch schälen sowie auspressen. Diese beiden Zutaten werden dem bereits vorbereiteten Essig hinzugefügt. Danach wird das Öl dem Dressing untergemischt.

# Paprikadressing

*Nährwerte: 87 kcal, Kohlenhydrate 1 g, Fett 9 g, Eiweiß 1 g*

4 Portionen ca. 5 Minuten Einfach

**Zutaten:**
8 Oliven (grün)
2 Schalotten
2 Knoblauchzehen
½ Bund Petersilie (glatt)
3 EL Weißweinessig
3 El Sonnenblumenöl
1 EL Tomatenmark
Salz, Pfeffer

**Zubereitung:**
1. Oliven abtropfen lassen und fein hacken. Derweil die Petersilie waschen, trocknen sowie fein wiegen. Schalotten schälen und fein hacken. Diese drei Zutaten in eine Schüssel geben. Den Knoblauch schälen und in die Schüssel auspressen.

2. Dazu werden Essig, Gewürze und das Tomatenmark gegeben. Alles wird gut miteinander vermengt. Final wird das Öl untergehoben.

# Leichte Mayonnaise

*Nährwerte: 177 kcal, Kohlenhydrate 1 g, Fett 18 g, Eiweiß 3 g*

6 Portionen ca. 10 Minuten Einfach

**Zutaten:**
100 g Magerquark
50 g Joghurt
100 ml Sonnenblumenöl
1 Ei
1 EL Zitronensaft
1 TL Senf (mittelscharf)
Salz, Pfeffer

**Zusätzlich wird benötigt:**
1 Pürierstab

**Zubereitung:**
1. Ei trennen. Das Eigelb mit den Gewürzen sowie dem Senf vermengen. In einem relativ hohen Gefäß mit dem Pürierstab auf höchster Stufe cremig schlagen.

2. Das Öl unter stetem Rühren hinzugeben. Das Ganze wird geschlagen, bis es eine dickliche Konsistenz aufweist. Jetzt werden erst der Zitronensaft und dann der Joghurt nacheinander eingerührt.

Tipp: Mit dem Magerquark lässt sich nun die Mayonnaise nach Belieben strecken und erhält eine frische Note.

# Möhrensauce

*Nährwerte: 140 kcal, Kohlenhydrate 11 g, Fett 10 g, Eiweiß 3 g*

4 Portionen ca. 30 Minuten Einfach

**Zutaten:**
400 g Möhren
400 ml Gemüsebrühe
100 ml Sahne (fettreduziert)
1 Zwiebel
1 Bund Basilikum
3 EL Tomatenmark
2 El Olivenöl
½ TL Zucker
Salz, Pfeffer

**Zusätzlich wird benötigt:**
1 Pürierstab

**Zubereitung:**
1. Möhren schälen sowie in feine Scheiben schneiden. Zwiebel schälen, fein hacken und mit dem Öl in der Pfanne glasig dünsten. Dazu die Möhren geben und mit Gemüsebrühe ablöschen. Das Ganze köchelt bei mittlerer Hitze etwa 20 Minuten.

2. Basilikum waschen, trocknen und die Blätter abzupfen. Die Basilikumblätter in feine Streifen schneiden. Danach das Tomatenmark unter die Möhren vermengen. Das Ganze mit dem Pürierstab zerkleinern. Anschließend die Sahne sowie das Basilikum unterrühren. Am Schluss mit Gewürzen und Zucker abschmecken.

# Kräuterquarkdip

*Nährwerte: 42 kcal, Kohlenhydrate 3 g, Fett 1 g, Eiweiß 8 g*

4 Portionen ca. 5 Minuten Einfach

**Zutaten:**

250 g Magerquark
50 ml Mineralwasser mit Kohlensäure
1 EL Petersilie
1 EL Schnittlauch
Salz, Pfeffer

**Zubereitung:**

1. Die Kräuter waschen und trocknen. Die Blättchen der Petersilie abzupfen und fein hacken. Den Schnittlauch in feine Röllchen schneiden.

2. Mit dem Mineralwasser wird nun der Quark fein geglättet. Das Ganze wird nun gesalzen sowie gepfeffert. Anschließend werden die Kräuter hinzugegeben und gut untergerührt.

# SUPPEN

Mittagessen muss nicht immer Völlerei bedeuten. Auch mit einem energiereichen Frühstück, einer umfangreichen Suppe und einem herzhaft warmem Abendessen kommt man gut durch den Tag. Zum anderen dient eine Suppe als Entrée zur genüsslichen Auszeit und harmoniert hervorragend mit einem reduzierten Hauptspeisenanteil.

# Kichererbsen-Tomatensuppe

*Nährwerte: 252 kcal, Kohlenhydrate 28 g, Fett 10 g, Eiweiß 9 g*

4 Portionen ca. 20 Minuten Einfach

**Zutaten:**

800 g Tomaten

400 g Kichererbsen

2 Knoblauchzehen

2 Karotten

1 Orange

1 rote Zwiebel

3 EL Rapsöl

2 EL Petersilie (gehackt)

2 TL Kreuzkümmel

1 TL Currypulver (mild)

**Zubereitung:**

1. Knoblauch und Zwiebeln waschen und klein hacken. Beide Zutaten samt Kreuzkümmel und Currypulver in einer Pfanne mit Rapsöl erhitzen und glasig andünsten.

2. Möhren waschen, schälen und in Stücke schneiden. Tomaten waschen und ebenfalls in Stücke schneiden. Der Pfanne hinzugeben und nochmals 5 Minuten andünsten. Orange halbieren und auspressen. Ablöschen mit 600 ml Wasser.

3. Für 5 Minuten köcheln. Karotten müssen weich sein. Kichererbsen abtropfen lassen und zur Suppe hinzugeben. Final mit Petersilie garnieren.

# Französische Zwiebelsuppe

*Nährwerte: 186 kcal, Kohlenhydrate 14 g, Fett 11 g, Eiweiß 6 g*

6 Portionen ca. 35 Minuten Einfach

**Zutaten:**
1,2 l Gemüsebrühe
100 ml Weißwein (trocken)
6 Scheiben Baguette
3 Gemüsezwiebeln
60 g Trockenkäse
(z.B. Greyerzer, Parmesan usw.)
3 EL Olivenöl
1 EL Butter
1 EL Mehl
Salz, Pfeffer

**Zusätzlich wird benötigt:**
1 Käsehobel

**Zubereitung:**

1. Zwiebeln schälen sowie in Ringe schneiden. In einem Topf Butter sowie Öl gemeinsam erhitzen und darin die Zwiebelringe unter stetem Rühren goldgelb braten.

2. Mehl hinzufügen und gleichmäßig durch Umrühren verteilen. Nach weiteren 5 Minuten Garen die Brühe sowie den Wein dazugeben. Kurz aufkochen lassen und danach bei niedriger Temperatur 5 Minuten köcheln lassen. Danach mit den Gewürzen abschmecken.

3. Brot entweder im Grill kross rösten oder toasten. Ofenbeständigen Topf mit den sehr festen Brotscheiben auslegen. Die Suppe daraufgießen. Wenn das Brot oben schwimmt, den Käse darüberreiben. Nun etwa 4 Minuten grillen. Dabeibleiben!

# Minestrone

*Nährwerte: 284 kcal, Kohlenhydrate 44 g, Fett 4 g, Eiweiß 16 g*

4 Portionen ca. 35 Minuten Einfach

**Zutaten:**

400 g Tomaten (Dose stückig)
150 g Bohnen (grün, tiefgekühlt)
150 g Bohnen (weiß, tiefgekühlt)
100 g Muschelnudeln
100 g Erbsen (tiefgekühlt)
800 ml Gemüsebrühe
2 Zwiebeln
2 Knoblauchzehen
3 Möhren
½ Wirsingkopf
½ Bund Petersilie (glatt)
1 EL Olivenöl
Salz, Pfeffer

**Zubereitung:**

1. Möhren putzen sowie in Streifen schneiden. Wirsing waschen, trocknen sowie in Streifen schneiden. Knoblauch sowie Zwiebeln schälen, fein hacken sowie mit dem Öl in der Pfanne anschwitzen.

2. Möhren sowie den Salat dazugeben, würzen sowie anbraten. Danach mit der Gemüsebrühe ablöschen und für etwa 10 Minuten kochen. Anschließend die Nudeln hinzufügen und weitere 5 Minuten köcheln lassen. Erstjetzt werden sämtliche restliche Zutaten in der Suppe vermengt. Final die Petersilie waschen, fein wiegen und darüberstreuen.

# Hafersuppe

*Nährwerte: 263 kcal, Kohlenhydrate 40 g, Fett 6 g, Eiweiß 12 g*

4 Portionen ca. 1 Stunde Einfach

**Zutaten:**
500 g Karottenaufstrich
300 g Lauch
200 g Zwiebeln
150 g Haferflocken
10 g Olivenöl
1,5 l Gemüsebrühe
Salz, Pfeffer

**Zubereitung:**
1. Gemüsebrühe in einen Topf gießen. Die Haferflocken dazugeben und aufkochen. Das Ganze köchelt jetzt 30 Minuten vor sich hin.

2. Zwiebeln schälen sowie fein schneiden. Der Lauch wird gewaschen, geputzt sowie in feine Scheiben geschnitten. Karotten schälen sowie in mundgerechte Würfel schneiden.

3. Öl in einem zweiten Topf erhitzen und die Zwiebeln glasig andünsten. Das restliche Gemüse dazugeben und kurz mitdünsten. Haferflocken-Brühe hinzugeben und alles 10 Minuten köcheln lassen. Danach mit Salz und Pfeffer abschmecken.

# Spinatsuppe

*Nährwerte: 150 kcal, Kohlenhydrate 9 g, Fett 8 g, Eiweiß 5 g*

4 Portionen ca. 20 Minuten Einfach

**Zutaten:**
200 g Spinat (gehackt, TK)
500 ml Gemüsebrühe
100 ml Weißwein
100 ml Milch (1,5 % Fettanteil)
2 Zwiebeln
2 Knoblauchzehen
1 Kartoffel (mehlig, groß)
2 EL Rapsöl
Salz, Pfeffer
Muskat (frisch gerieben)

**Zusätzlich wird benötigt:**
1 Pürierstab

**Zubereitung:**
1. Kartoffel, Zwiebel und Knoblauch schälen sowie fein würfeln. Die Zwiebeln in Öl dünsten, bis sie glasig sind. Danach Knoblauch- und Kartoffelstücke hinzugeben.

2. Spinat sowie 2 EL Wasser zu dem Zwiebel-Kartoffelmixgeben. Darin den Spinat auftauen lassen. Ist dies geschehen, wird das Ganze mit dem Weißwein abgelöscht. Die Hälfte der Brühe hinzugeben und anschließend 5 Minuten köcheln lassen.

3. Der Topfinhalt wird nun püriert. Dann werden die Milch und der Rest der Gemüsebrühe im Topf miteinander vermengt. Dies kocht ebenfalls noch einmal maximal 5 Minuten durch. Erneut pürieren und würzen.

# Linsencreme mit Makrele

*Nährwerte: 230 kcal, Kohlenhydrate 13 g, Fett 11 g, Eiweiß 18 g*

4 Portionen ca. 25 Minuten Einfach

**Zutaten:**
400 g Linsen
200 g Makrele
750 ml Gemüsebrühe
2 Schalotten
2 Knoblauchzehen
2 Stängel Petersilie
2 EL Rapsöl
2 TL Curry
Salz, Pfeffer

**Zusätzlich wird benötigt:**
1 Pürierstab

**Zubereitung:**
1. Knoblauch und Schalotten schälen sowie fein schneiden. Mit dem Rapsöl werden diese in einem Topf glasig gedünstet. Danach wird der Topfinhalt mit dem Curry kurz angebraten.

2. Gemüsebrühe und Topfinhalt werden nun 10-15 Minuten kochen müssen (siehe Angabe auf Linsenpackung). Die eine Hälfte der Linsen pürieren, die andere so belassen und unter das Püree mischen. Ein paar Linsen können gerne extra gelegt werden. Danach mit Salz und Pfeffer würzen.

3. Makrele in kleine Stücke schneiden. Petersilie waschen, trocknen sowie grob hacken. Den Fisch sowie optional beiseitegelegte Linsen als Topping auf die Linsencreme. Mit Petersilie garnieren.

# Gazpacho

*Nährwerte: 215 kcal, Kohlenhydrate 25 g, Fett 10 g, Eiweiß 5 g*

4 Portionen   ca. 15 Min. + 1 Std. kalt stellen   Einfach

**Zutaten:**

200 g Gurke
200 g Tomaten
200 g Paprika (gelb)
120 g Weißbrot (Ciabatta)
600 ml Tomatensaft
5 Knoblauchzehen
¼ Zwiebel
½ Zitrone
3 EL Olivenöl
2 EL Rotweinessig
Tabasco
Salz, Pfeffer

**Zusätzlich wird benötigt**:

1 Pürierstab
1 hohes Gefäß

**Zubereitung:**

1. Tomaten und Paprika waschen und vierteln. Beide Zutaten entkernen. Gurke waschen und der Länge nach aufschneiden. Ebenfalls die Kerne entfernen. Zwiebel und Knoblauch werden geschält.

2. Zwiebel und Hälfte der Paprika in Würfel schneiden und zur Seite legen. Die Zitrone wird ausgepresst. 3 EL Zitronensaft werden mit dem restlichen Gemüse, 3 Knoblauchzehen, 2 EL Öl sowie Essig und Tomatensaft in einem hohen Gefäß püriert. Danach wird mit Tabasco und Gewürzen abgeschmeckt. Das Ganze 1 Stunde kalt stellen.

3. Weißbrot in kleine Würfel schneiden. Mit dem verbliebenen Öl und Knoblauch in einer Pfanne goldbraun rösten. Auch dies muss nun abkühlen.

4. Gazpacho in die Suppenteller geben und mit Brot sowie den beiseitegelegten Paprika- und Zwiebelstücken garnieren.

# Fränkische Kartoffelsuppe

*Nährwerte: 122 kcal, Kohlenhydrate 25 g, Fett 0 g, Eiweiß 4 g*

4 Portionen ca. 45 Minuten Einfach

**Zutaten:**

600 g Kartoffeln (mehlig)
100 g Karotten
100 g Lauch
50 g Knollensellerie
1 l Gemüsebrühe
2 EL Majoran (getrocknet)
Salz, Pfeffer

**Zusätzlich wird benötigt:**

1 Pürierstab

**Zubereitung:**

1. Kartoffeln, Sellerie sowie Karotten erst schälen und dann in Würfel schneiden. Lauch waschen, putzen sowie in Ringe schneiden.

2. In einem Topf die Gemüsebrühe zum Kochen bringen und das gesamte Gemüse zugeben. Bis alles weich ist, mit geschlossenem Deckel etwa 25 Minuten garen lassen.

3. Mit dem Pürierstab den Inhalt mixen. Die Suppe würzen und mit dem Majoran veredeln. Danach noch 5 Minuten ziehen lassen.

# Pilzcremesuppe

*Nährwerte: 158 kcal, Kohlenhydrate 4 g, Fett 14 g, Eiweiß 4 g*

4 Portionen ca. 35 Minuten Einfach

**Zutaten:**

250 g Champignons (frisch)
250 g Pfifferlinge (frisch)
100 g Sauerrahm
700 ml Gemüsebrühe
2 Zwiebeln
1 Knoblauchzehe
2 EL Rapsöl
1 Schuss Weißwein (trocken)
Muskat (gerieben)
Petersilie + Thymian (frisch)
Salz

**Zubereitung:**

1. Pilze waschen, putzen und grob schneiden. Knoblauch sowie Zwiebeln schälen sowie fein hacken und dann mit Öl in einem Topf anbraten. Pilze dazugeben und circa 5 Minuten dünsten, ab und zu wenden. Die Hälfte des Inhalts entnehmen und warm stellen.

2. Brühe sowie Weißwein zur anderen Hälfte des Topfinhaltszugießen. Bei schwacher Hitze und offenem Topf garen lassen. Kräuter waschen, trocknen, entstielen und klein wiegen. Die eine Hälfte in den Topf geben, die andere Hälfte beiseitestellen.

3. Den Topfinhalt mit dem Stabmixer pürieren. Salz und Muskat zum Würzen nutzen. Sahne aufschlagen und zur Hälfte der Pilzsuppe beimengen. Der Pürierstab schäumt das Ganze jetzt auf. Die restlichen Pilze in der Suppe unterrühren. Die übrig gebliebene Sahne sowie die Kräuterreste dienen der Garnierung.

# Möhren-Orangen-Suppe

*Nährwerte: 100 kcal, Kohlenhydrate 12 g, Fett 5 g, Eiweiß 3 g*

4 Portionen ca. 30 Minuten Einfach

**Zutaten:**
600 g Möhren
1 l Gemüsebrühe
1 Zwiebel
½ Orange
1 EL Rapsöl
Ingwer (gemahlen)
Petersilie
Salz, Pfeffer

**Zusätzlich wird benötigt:**
1 Pürierstab

**Zubereitung:**

1. Möhren schälen und waschen. Danach in Scheiben schneiden. Zwiebeln schälen sowie klein hacken. Öl in einem Topf erhitzen und die Zwiebeln glasig andünsten.

2. Dazu werden die Möhren gegeben und nur wenige Zeit angeschwitzt. Anschließend wird das Ganze mit der Brühe übergossen. Jetzt köchelt der Topfinhalt etwa 15-20 Minuten, bis die Möhren weich sind.

3. Mit dem Pürierstab das Gemüse zerkleinern und nochmals kurz aufkochen lassen. Jetzt vom Herd nehmen. Wenn sie nicht mehr kocht, Suppe mit Orangensaft, Ingwer und den anderen Gewürzen versehen. Am Schluss mit Petersilie garnieren.

# Klassische Gemüsebrühe klar

*Nährwerte: 20 kcal, Kohlenhydrate 2 g, Fett 0 g, Eiweiß 1 g*

4 Portionen ca. 1 Std. + 40 Min. Einfach

**Zutaten:**

2 Lorbeerblätter
1 Bund Suppengrün
1 Zwiebel
Salz, Pfeffer

**Zubereitung:**

1. Das Gemüse wird gewaschen und eher grob geschnitten. Die Zwiebel ungeschält vierteln.

2. In einem Topf 1 l Wasser mit dem Gemüse aufkochen lassen. Dabei sollte das Ganze etwa 1,5 Stunden köcheln. Das Suppengrün entnehmen und mit den Gewürzen abschmecken.

Tipp: Mittels magerem Suppenhuhn lässt sich diese Suppenbasis etwas aufwerten – hierfür sollte die Haut abgezogen werden. Auch dieser Topfinhalt muss 1,5 Stunden köcheln. Dann alles entnehmen und die Suppe kalt stellen. Die gebildete Fettschicht lässt sich jetzt einfach abschöpfen. Gemüse und Fleischstücke stehen zudem für eine erneute Zugabe in die Suppe zur Verfügung.

Als Suppeneinlagen begeistern unter anderem diese Varianten.

# Biskuitschöberl

*Nährwerte: 100 kcal, Kohlenhydrate 11 g, Fett 4 g, Eiweiß 5 g*

4 Portionen ca. 25 Minuten Einfach

**Zutaten:**

60 g Dinkelmehl

2 Eier

Salz

**Zusätzlich wird benötigt:**

1 Sieb

**Zubereitung:**

1. Als Erstes den Backofen auf 180 Grad Celsius vorheizen. Dann die Eier trennen. Das Eiweiß zu einem festen Eischnee schlagen. Das Eigelb quirlen und mit dem gesiebten Mehl sowie dem Salz unter den Eischnee heben.

2. Ein Backblech mit Backpapier auslegen. Auf dem Blech mit etwa 1,5 cm Höhe die Eimasse aufstreichen und im Ofen goldbraun backen. Am Schluss wird der Ofenschmaus in Rauten geschnitten und in der jeweiligen Suppe serviert.

# Hirsenockerl

*Nährwerte: 105 kcal, Kohlenhydrate 7 g, Fett 6 g, Eiweiß 5 g*

5 Portionen ca. 50 Minuten Einfach

**Zutaten:**

150 g Magerquark
40 g Hirse
25 g Butter
1 Ei
Salz, Muskat

**Zusätzlich wird benötigt:**

1 Handmixer

**Zubereitung:**

1. Das Ei trennen. Dann die Butter schaumig rühren (dabei kann der Handmixer behilflich sein). Nun das Eigelb sowie die Hirse unter den Butterschaum ziehen.

2. Quark hinzugeben und anschließend würzen. Das Ganze ruht jetzt etwa ½ Stunde. In dieser Zeit das Eiweißzu einem Eischnee aufschlagen. Nach der Ruhezeit wird der Eischnee untergehoben.

3. Mithilfe von 2 Teelöffeln lassen sich spielend einfach kleine Nockerl formen (Tipp: Löffel dafür mit Wasser benetzen). In der entsprechenden Suppe köcheln diese etwa 10-15 Minuten mit.

## HAUPTGÄNGE

Mit dem Blick auf ein gesundes Mittagessen muss man noch lange nicht auf leckere Speisen und auch nicht Fleisch verzichten – auch nicht, wenn man das Cholesterin senken möchte. Es kommt wie immer auf die richtige Auswahl der Zutaten und die bewusste Zusammenstellung der Mahlzeiten an. Es gibt einige verlockende Gerichte, welche leicht daherkommen und dennoch Energie und Power mit sich führen. Als moderne Sonntagsessen oder das Highlight an einem anderen Tag versprechen diese Rezepte aus Fleisch, Fisch oder auf vegetarischer Basis große kulinarische Genüsse.

## FLEISCH

Auf Fleisch muss bei einer gesunden Ernährung auf keinen Fall verzichtet werden. Es empfiehlt sich, vorwiegend auf helle und magere Sorten, anstatt auf rotes und fettmarmoriertes Fleisch zurückzugreifen. Wer dann das Stück Fleisch als luxuriöser Begleiter des Essens und nicht als Dominator der Verpflegung versteht, wird sein Cholesterin auch mit Fleischverzehr reduzieren können.

# Curry-Paprika-Hähnchen

*Nährwerte: 503 kcal, Kohlenhydrate 57 g, Fett 16 g, Eiweiß 31 g*

4 Portionen ca. 45 Minuten Mittel

**Zutaten:**

500 g Reis
320 g Hähnchenbrustfilet
25 g Cashewkerne
20 g Petersilie
125 ml Kokosmilch
100 ml Gemüsebrühe
2 rote Paprika
1 Brokkoli
2 EL Sojasauce
2 TL rote Currypaste
1 EL Kokosöl

**Zubereitung:**

1. Reis kochen (Es empfiehlt sich die doppelte Menge an Wasser zum Reis). Parallel Hähnchenbrust abspülen und trocknen. In Stücke schneiden.

2. Paprika waschen und entkernen. Danach in dünne Streifen schneiden. Brokkoli waschen und in Stücke schneiden.

3. In einer Pfanne Kokosöl erhitzen und die Currypaste dazugeben. Bei mittlerer Hitze wird der Inhalt angebraten. Anschließend mit der Kokosmilch ablöschen und umrühren.

4. Das Ganze aufkochen lassen. Nun wird das Fleisch hinzugegeben. Für 5 Minuten köchelt alles. Anschließend werden Gemüse und Petersilie mit vermengt. Würzen mit Salz, Pfeffer und Sojasauce nach eigenem Geschmack.

5. Anrichten mit Reis und Cashewkernen als Curry-Topping.

# Bohnenpfanne mit Schwein

*Nährwerte: 393 kcal, Kohlenhydrate 28 g, Fett 13 g, Eiweiß 41 g*

4 Portionen ca. 2 Std. + Einweichzeit über Nacht Einfach

**Zutaten:**

500 g Schweinefilet
250 g Bohnen
150 g Fenchelknolle (1 kleine)
100 g Champignons
500 ml Gemüsebrühe
2-3 Thymianzweige
1 Zwiebel
1 Knoblauchzehe
½ Paprika (gelb)
½ Paprika (rot)
1 Ingwer (walnussgroß)
4 EL Olivenöl
1 TL Currypulver
ein paar Tropfen Zitronensaft
Salz, Pfeffer

**Zusätzlich wird benötigt:**

1 Sieb

**Zubereitung:**

1. Bohnen in 750 ml Wasser über Nacht einweichen lassen.

2. Gemüsebrühe zu den Bohnen geben und für 45 Minuten kochen lassen. Anschließend mit einem Sieb abtropfen lassen.

3. Fleisch abspülen sowie abtropfen und dann in Medaillons schneiden. Ingwer, Zwiebel wie Knoblauch schälen und fein hacken. Paprika waschen sowie in mundgerechte Stücke schneiden. Fenchel waschen, in Scheiben schneiden sowie diese halbieren. Pilze abwaschen sowie in Scheiben schneiden.

4. In einer großen Pfanne 2 EL Olivenöl zum Erhitzen bringen und Knoblauch wie Zwiebeln andünsten. Danach alle Zutaten aus dem Fleisch dazugeben. Das Ganze sollte jetzt um die 20 Minuten schwach dünsten.

5. Restliches Olivenöl in einer Pfanne erwärmen und die Thymianzweige einlegen. Die Medaillons hineinlegen und von allen Seiten anbraten. Jetzt mit Salz und Pfeffer würzen. Auf dem Teller das Gemüse und darauf die Medaillons anrichten.

# Hirschsteaks mit Rotwein-Zwiebel-Confit

*Nährwerte: 407 kcal, Kohlenhydrate 20 g, Fett 18 g, Eiweiß 34 g*

4 Portionen   ca. 45 Minuten   Schwer

**Zutaten:**

600 g Hirschsteak (4 à 150 g)
500 g Rotkohl
250 g Zwiebeln
40 g Cranberrys
(getrocknet –oder Granatapfel)
200 ml Rotwein (mild)
1 Chilischote
5 EL Rapsöl
4 EL Balsamessig
1 EL Tomatenmark
1 TL Honig
(eventuell ½ TL Lebkuchengewürz)

**Zubereitung:**

1. Rotkohl waschen, vierteln und in feine Streifen schneiden. Mit 2 EL Öl in einem Topf andünsten. Salz, Pfeffer und das Lebkuchengewürz hinzugeben. Das Ganze gart jetzt bei geringer Hitze etwa 40 Minuten.

2. Backofen auf 120 Grad Celsius vorheizen. Die Steaks mit Salz sowie Pfeffer würzen. In einer ofenfesten Pfanne mit 2 EL Rapsöl von beiden Seiten etwa 1 Minute scharf anbraten. Danach gart es 20 Minuten im Ofen.

3. Zwiebeln schälen sowie in feine Spalten schneiden. Chili waschen, entstielen sowie entkernen. Die Schote wird in feine Ringe geschnitten. Zwiebeln, Chili und Tomatenmark mit 1 EL Öl andünsten und dann mit Wein ablöschen. Die Cranberrys dazugeben und alles zugedeckt für 15 Minuten garen lassen. Danach mit Honig und 2 EL Balsamessig verfeinern.

4. Rotkohl würzen und mit dem restlichen Balsamessig verfeinern. Die Steaks aus der Pfanne auf die Teller geben. Das Zwiebelgemüse in diesem Fond kurz wenden und danach am Fleisch arrangieren.

# Schinkenfleckerlgratin

*Nährwerte: 400 kcal, Kohlenhydrate 50 g, Fett 10 g, Eiweiß 26 g*

4 Portionen ca. 50 Minuten Mittel

**Zutaten:**

300 g Vollkornfleckerlnudeln (individuell auch andere Nudelsorten möglich)
250 g Joghurt (1 % Fett)
200 g Kochschinken (mager)
50 g Hartkäse (25 % F. i. Tr., gerieben)
1 Zwiebel
1 Knoblauchzehe
1 Ei
1 TL Olivenöl
Kümmel, Petersilie
Salz, Pfeffer

**Zusätzlich wird benötigt:**
1 Auflaufform

**Zubereitung:**

1. Die Nudeln nach Verpackungsangabe im Salzwasser al dente kochen.

2. Zwiebel schälen, fein hacken und in der Pfanne mit dem Öl leicht bräunen lassen. Den Schinken abtupfen und in kleine Stücke schneiden. Dieser röstet mit den Zwiebeln in der Pfanne mit.

3. Knoblauch schälen sowie pressen. Mit den Gewürzen zum Schinken geben. Die Nudeln hinzugeben und durchschwenken. Dazu kommt jetzt der Joghurt, der mit dem Pfanneninhalt verrührt wird.

4. Backofen auf 180 Grad Celsius vorheizen. Derweil das Ei trennen und das Eigelb sofort unter die Schinkenfleckerl mischen. Das Eiweiß zu Eischnee schlagen und ebenfalls unterheben. Alles in die Auflaufform geben und mit geriebenem Käse bestreuen. Das Ganze muss nun etwa 30 Minuten im Backofen backen.

# Schinken-Lauch-Strudel

*Nährwerte: 190 kcal, Kohlenhydrate 32 g, Fett 9 g, Eiweiß 13 g*

4 Portionen ca. 40 Minuten Mittel

**Zutaten:**

400 g Lauch
150 g Schinken (mager)
40 g Käse (mager, gerieben)
2 Dinkel-Strudelteigblätter
2 EL Sauerrahm
2 EL Rapsöl
2 EL Halbfettmilch
Salz, Pfeffer

**Zubereitung:**

1. Lauch waschen sowie in kleine Ringe schneiden. Mit ein wenig Wasser wird dieser in einem Topf angedünstet. Den Schinken abtupfen, klein schneiden sowie mit dem Lauch vermengen. Salzen, pfeffern und mit dem Sauerrahm ein wenig abbinden.

2. Den Backofen auf 180 Grad Celsius vorheizen. Ein Strudelblatt mit Öl bestreichen. Das zweite auf das erste Strudelblatt legen. Der Lauch-Schinken-Mix wird auf einer Seite aufgetragen. Das Ganze wird mit dem Käse bestreut. Dann wird der Strudel eingerollt. Anschließend mit etwas Milch bestreichen und für 25 Minuten in den Ofen. Er sollte goldbraun backen.

# Zucchini-Huhn-Risotto

*Nährwerte: 435 kcal, Kohlenhydrate 63 g, Fett 6 g, Eiweiß 34 g*

4 Portionen ca. 30 Minuten Einfach

**Zutaten:**
600 g Zucchini
400 g Hühnerbrustfilet
300 g Risottoreis (oder Rundkornreis)
400 ml Gemüsebrühe
1 EL Rapsöl
Salz

**Zubereitung:**
1. Die Zucchini waschen und anschließend grob raspeln. Das Filet waschen sowie trocken tupfen und dann mundgerecht teilen. Das Fleisch brät mit ½ El Öl in einer Pfanne an und wird gesalzen. Zucchini hinzufügen und ein wenig länger anbraten lassen. Das Ganze dann vom Herd nehmen.

2. Reis in der Pfanne mit dem restlichen Öl kurz glasig braten. Dann wird die Gemüsebrühe aufgefüllt. Unter ständigem Rühren köchelt der Reis etwa 20 Minuten lang, bis der Flüssiganteil komplett verkocht ist. Jetzt wird die Zucchini-Huhn-Mischung dazugegeben und das Ganze nochmals erwärmt und gut durchmischt.

# Chinesische Hühnerpfanne

*Nährwerte: 360 kcal, Kohlenhydrate 15 g, Fett 14 g, Eiweiß 36 g*

4 Portionen ca. 15 Minuten Einfach

**Zutaten:**
600 g Hühnerbrust (ohne Knochen, Haut)
300 g Lauch
80 g Cashewnüsse
30 g Maisstärke
6 EL Reiswein (oder Sherry)
4 EL Sojasauce
2 EL Nussöl (Erdnuss- oder Walnussöl)
Ingwer
Salz, Pfeffer

**Zubereitung:**
1. Das Hühnerfleisch als Erstes in kleine Stücke zerteilen. Dann mit Maisstärke bestreuen und in 3 EL Reiswein eintauchen sowie wenden.

2. Lauch putzen sowie in Stücke schneiden (etwa ½ cm). Restlichen Reiswein mit der Sojasauce mischen, notfalls mit Salz und Pfeffer würzen.

3. Nüsse in einer Pfanne ohne Fett anrösten. Das Fleisch mit dem Öl für etwa 1 Minute scharf anbraten. Lauch dazugeben und sehr kurz mitgaren (Tipp: Er sollte knackig bleiben). Mit dem Ingwer würzen und die Nüsse hinzugeben. Abschließend die Sauce in die Pfanne eingießen.

# Vitello Tonnato aus Pute

*Nährwerte: 471 kcal, Kohlenhydrate 3 g, Fett 22 g, Eiweiß 35 g*

4 Portionen ca. 15 Min. + 2 Std. Garen am Vortag Mittel

**Zutaten:**

400 g Putenrollbraten (mager)
130 g Thunfisch
80 g Joghurt (1,5 % Fett)
6 Nelken
2 Lorbeerblätter
1 Flasche Weißwein
1 Zwiebel
1 Ei
5 EL Olivenöl
2 EL Kapern
2 EL Zitronensaft
2 TL Senf (scharf)
Salz, Pfeffer

**Zusätzlich wird benötigt:**

1 Schmortopf oder eine Ofenform
1 Pürierstab

**Zubereitung:**

1. Am Vortag den Putenrollbraten in einen Schmortopf geben. Einen Sud aus Lorbeerblättern, Weißwein, Zwiebeln und Nelken ansetzen. Dieser muss den Braten vollständig bedecken. Nun gart das Ganze sanft für etwa 2 Stunden. Danach muss es abkühlen und darf bis zum nächsten Tag durchziehen.

2. Am nächsten Vormittag werden für die Sauce das Ei, der Senf sowie der Joghurt cremig geschlagen. Langsam das Öl einfließen lassen, bis eine Art Mayonnaise entsteht.

3. Thunfisch in kleine Stücke schneiden. Samt den Kapern wird die Masse nun püriert. Dann kommt der Zitronensaft dazu. Erst danach wird diese Paste mit der Mayo vermengt und mit den Gewürzen abgeschmeckt.

4. Braten in Scheiben schneiden und mit der Sauce garnieren.

# Bunte Bandnudeln

*Nährwerte: 420 kcal, Kohlenhydrate 62 g, Fett 9 g, Eiweiß 23 g*

4 Portionen ca. 30 Minuten Mittel

**Zutaten:**
400 g Möhren
400 g Zuckererbsen
250 g Bandnudeln
150 g Putenschinken
100 ml Sojacreme
1 EL Rapsöl
1 TL Curry
Salz, Pfeffer

**Zusätzlich wird benötigt:**
1 Sparschäler

**Zubereitung:**
1. Möhren waschen, schälen und mit dem Sparschäler bandnudelähnliche Streifen abschneiden. Bandnudeln sowie Möhren in Salzwasser bissfest kochen (ein wenig Wasser aufbewahren).

2. Zuckerschoten waschen und die Enden abknipsen, Putenschinken in Streifen schneiden. In einer Pfanne Fleisch, Zuckererbsen und Curry im Öl andünsten. Danach die Sojacreme hinzufügen und mit den Gewürzen abschmecken.

3. Möhrennudeln unter die Sahnemischung heben. Eventuell mit etwas von dem behaltenen Kochwasser verdünnen.

# Chili con Carne

*Nährwerte: 390 kcal, Kohlenhydrate 26 g, Fett 18 g, Eiweiß 28 g*

4 Portionen ca. 25 Minuten Mittel

**Zutaten:**

300 g Kidneybohnen
285 g Mais
250 g Rinderhack
200 ml Fleischbrühe
2 rote Zwiebeln
2 Knoblauchzehen
1 Paprika (rot)
1 Paprika (grün)
1 Chilischote (rot)
1 Chilischote (grün)
2 EL Rapsöl
2 EL Tomatenmark
Salz, Pfeffer

**Zubereitung:**

1. Knoblauch und Schalotten waschen sowie in feine Würfel schneiden. Chilis und Paprika waschen, halbieren und von Kernen befreien. Danach in feine Streifen schneiden.

2. Hackfleisch mit Rapsöl in einem Topf anbraten. Dazu die Schalotten- und Knoblauchwürfel geben. Mit dem Tomatenmark auffüllen. Dieser Bratenansatz wird mit der Fleischbrühe nun abgelöscht.

3. Mais und Bohnen abtropfen lassen. Danach mit Paprika sowie Chili in den Topf zum Hackfleisch geben. Bei mittlerer Hitze köchelt der Topfinhalt nun etwa 15 Minuten. Es darf vollmundig mit den Gewürzen abgeschmeckt werden. In Schüsseln abfüllen (Tipp: Mit einem Vollkornbaguette servieren).

# Roastbeef mit mediterraner Kruste

*Nährwerte: 221 kcal, Kohlenhydrate 25 g, Fett 11 g, Eiweiß 4 g*

4 Portionen ca. 3 Std. 10 Min. Schwer

**Zutaten:**

600 g Roastbeef
400 g Kirschtomaten
400 g Kartoffeln (klein, festkochend)
100 g Toastbrot
65 g Margarine
12 Oliven (grün, steinlos)
6 Knoblauchzehen
6 Zweige Thymian
2 Zweige Rosmarin
½ Bund Petersilie
5 El Rapsöl
2 TL Dijonsenf
Salz, Pfeffer

**Zusätzlich wird benötigt:**

1-2 Küchenpapier
1 Bräter
1 Blitzhacker
2 Klarsichtfolien
1 Fleischthermometer
1 Ofenform (flach)

**Zubereitung:**

1. Als Erstes Backofen auf 80 Grad Celsius vorheizen. Derweil das Roastbeef mit Küchenpapier trocken tupfen. Danach salzen und in einer Pfanne mit 2 EL Öl erhitzen. Das Ganze brät 8-10 Minuten von allen Seiten an.

2. Fleisch in einen Bräter legen und mit 1 EL Öl bestreichen. Danach wird es gepfeffert. Knoblauch schälen, halbieren und in den Tontopf rund um den Braten aufteilen. Jetzt gart das Fleisch für 1,5-2 Stunden im Ofen langsam vor sich hin. Kirschtomaten waschen und ebenfalls in den Bräter geben.

3. Für die Kruste wird das Toastbrot von der Rinde befreit und in kleine Krümel gerissen. 3 Zweige Thymian sowie die Petersilie waschen, trocknen und vom Stiel die einzelnen Blätter abzupfen. In einem Blitzhacker zerkleinern. Toastbrot und Kräuter zusammenführen. Oliven ganz klein schneiden und unter die Masse vermengen. Danach diese unter die Margarine heben sowie mit Salz und Pfeffer würzen. Für 20 Minuten muss diese Krustenbasis in den Kühlschrank, damit sie fester wird.

4. Eine Folie auf die Arbeitsflächelegen und die Masse aus dem Kühlschrank darauf positionieren. Zweite Folie darübergeben und nun mit einer Teigrolle auf die Größe des Fleisches ausrollen. Erneut in den Kühlschrank stellen, bis die Ofenspeise fertig gegart ist.

5. Kleine Kartoffeln ausgiebig waschen und samt Schale für 8-10 Minuten kochen. Mit dem restlichen Öl in einer Pfanne inklusive Rosmarin weitere 5-10 Minuten garen. Währenddessen den Backofengrill auf 220 Grad Celsius stellen.

6. Mit dem Fleischthermometer den Garpunkt von 55 Grad Celsius feststellen und dann das Fleisch aus dem Bräter in eine feuerfeste Form geben (Tipp: Eine möglichst flache Form nutzen). Das Roastbeef da hineinlegen und mit dem Senf bestreichen. Eine Folie abnehmen, die Kruste auf das Fleisch stürzen und kurz andrücken. Die zweite Folie entfernen.

7. Nun das Beef unter dem Grill leicht bräunlich backen. Danach wird es aus dem Ofen genommen und darf 5 Minuten ruhen. Fleisch anschließend in Scheiben schneiden. Auf dem Teller samt Kartoffeln sowie Tomaten servieren.

# Paella

*Nährwerte: 512 kcal, Kohlenhydrate 55 g, Fett 11 g, Eiweiß 46 g*

6 Portionen ca. 1 Stunde Mittel

**Zutaten:**

500 g Miesmuscheln
350 g Langkornreis
100 g Erbsen (tiefgekühlt)
1,25 l Hühnerbrühe
100 ml Weißwein
12 Garnelen
8 Zitronenschnitzel
2 Hähnchenbrustfilets (oder Putenbrust)
2 Tintenfische
2 Tomaten
2 Knoblauchzehen
1 Zwiebel
1 Paprika (rot)
4 EL Olivenöl
4 EL Petersilie (gehackt)
1 Prise Safran
Salz, Pfeffer

**Zusätzlich wird benötigt:**

1 Paellapfanne oder 1 Wok

**Zubereitung:**

1. Knoblauch sowie Zwiebel schälen und fein hacken. Paprika waschen, trocknen und fein würfeln. Das Fleisch in mundgerechte Stücke teilen. Danach das Öl in der Pfanne erhitzen und die bisher vorbereiteten Zutaten von allen Seiten kurz anbraten.

2. Anschließend den Reis hinzufügen und für 3 Minuten garen lassen. Jetzt die Hälfte der Brühe eingießen und den Safran untermengen. Würzen und etwa 15 Minuten köcheln lassen.

3. Brühe sowie Wein immer wieder nachgießen, bis der Reis gar ist. Tomaten mit heißem Wasser überbrühen, die Haut abziehen und in Spalten schneiden. Tintenfische in Ringe schneiden. Tomaten, Tintenfische sowie Erbsen zur Paella geben. Nach zwei weiteren Minuten Garzeit werden die Muscheln sowie Garnelen obenauf gelegt. Unter geschlossenem Deckel gart das Ganze nun noch einmal 5 Minuten. Am Ende die frische Petersilie und die Zitronenschnitzel auflegen.

# FISCH

Laut Empfehlung sollte man zwei- bis dreimal in der Woche Fisch essen. Dies ist ganz einfach auf die besonders relevanten Omega-3-Fettsäuren zurückzuführen. Dadurch wird die Verdauung unterstützt, aber auch das Cholesterin gesenkt. Die natürlichen mehrfach ungesättigten Fettsäuren ermöglichen eine gute Zufuhr von Energie, ohne sich im Körper einzunisten. Außerdem erscheinen die Fischgerichte ausschließlich als leichte Gaumenfreuden – ein Grund mehr, sie aufzutischen.

# Matjes

*Nährwerte: 390 kcal, Kohlenhydrate 13 g, Fett 28 g, Eiweiß 19 g*

4 Portionen ca. 30 Minuten am Vortag Einfach

**Zutaten:**
400 g Matjesfilet
400 g saure Sahne
300 g Äpfel
150 g Gewürzgurken
4 Schalotten
1 Bund Dill
Saft 1 Zitrone
Salz, Pfeffer

**Zubereitung:**
1. Matjesfilets quer durchschneiden und danach in eine Schüssel geben. Schalotten schälen und mit den Gewürzgurken in feine Scheiben schneiden. Äpfel waschen, vierteln sowie vom Kerngehäuse, der Blüte und dem Stielansatz befreien. Alles zusammen in die Schüssel geben und leicht vermengen.

2. Sahne, Zitronensaft und Gewürze werden zu einer Creme verrührt. Dill waschen, trocknen und fein gewogen darunter vermengen. Die Sauce in die Schüssel mit dem Fisch geben und über Nacht ziehen lassen. Am nächsten Morgen steht fast keine Arbeit mehr an!

# Seeteufelmedaillons auf Salat

*Nährwerte: 320 kcal, Kohlenhydrate 10 g, Fett 25 g, Eiweiß 13 g*

4 Portionen ca. 45 Minuten Einfach

**Zutaten:**

250 g Seeteufel
100 g Rucola
100 g Kirschtomaten
100 g Champignons
1 Avocado
1 Baguettebrötchen
1 Knoblauchzehe
Saft einer Limette
½ Kopf Eisbergsalat
6 EL Sonnenblumenöl
Salz, Pfeffer

**Zubereitung:**

1. Seeteufel waschen sowie abtropfen. Danach in kleine Stücke schneiden und mit dem Limettensaft beträufeln. Salat waschen, trocknen sowie mundgerecht abzupfen. Rucola waschen sowie abtropfen lassen.

2. Avocado schälen, halbieren sowie den Kern entfernen. Das Avocadofleisch in Streifen schneiden und ebenso mit etwas Limettensaft beträufeln. Tomaten waschen sowie halbieren. Pilze abputzen sowie in Scheiben schneiden. Alle bisherigen Zutaten außer dem Fisch in einer Schüssel miteinander vermengen.

3. Knoblauch schälen sowie fein hacken und mit 1 EL Öl in der Pfanne andünsten. Brötchen in dünne Scheiben schneiden und im aromatisierten Öl goldbraun rösten. Seeteufel mit Pfeffer und Salz würzen sowie mit 2 EL Öl von beiden Seiten goldgelb in der Pfanne anbraten.

4. Den übrigen Limettensaft, die Gewürze und getrockneten Kräuter mit dem restlichen Öl vermengen. Dieses Dressing unter den Salat mischen und etwas ziehen lassen. Danach den Salat mit den Brotscheiben und Fischstücken anrichten.

# Zanderfilet mit Rucolakruste

*Nährwerte: 317 kcal, Kohlenhydrate 6 g, Fett 18 g, Eiweiß 33 g*

4 Portionen ca. 45 Minuten Schwer

**Zutaten:**

600 g Zanderfilet (4 à 150 g)
20 g Fenchelknolle (etwa 1 Stück)
100 g Rucola
40 g Pflanzenmargarine
1 Knoblauchzehe
3 EL Olivenöl
2 EL Parmesan (gerieben)
2 EL Semmelbrösel
1 EL Zitronenabrieb (unbehandelt)
1 TL Zucker
Etwas Dill
Salz, Pfeffer

**Zusätzlich wird benötigt:**

1 Pürierstab

**Zubereitung:**

1. Fenchel waschen, putzen sowie in Streifen schneiden. Rucola waschen, trocknen sowie von den dicken Stielen befreien. Anschließend wird der Salat fein gehackt.

2. Zander waschen und abtupfen. Danach den Fisch mit Zitronenabrieb sowie Salz würzen. Olivenöl erhitzen und die Filets etwa 8 Minuten bei mittlerer Hitze anbraten. Den Backofen auf 180 Grad Celsius vorheizen und den Grill einstellen.

3. Knoblauch schälen sowie auspressen. In einem Topf werden 20 g Margarine, Rucola und Knoblauch angedünstet. Das Ganze wird mit einem Pürierstab fein zerkleinert. Unter diese Masse werden erst der Parmesan und danach die Semmelbrösel gehoben.

4. Restliche Margarine erhitzen und den Fenchel hineingeben. Mit dem Zucker bestreuen und leicht karamellisieren lassen. Mit 5 EL Wasser auffüllen und etwa 5 Minuten köcheln lassen. Mit Salz und Pfeffer würzen sowie den Dill untermischen.

5. In die Auflaufform kommt nun erst das Fenchelgemüse, dann der Fisch. Der Zander wird nun mit der Rucolamasse bestrichen und grillt etwa 5 Minuten im Backofen.

# Spargel-Garnelen

*Nährwerte: 185 kcal, Kohlenhydrate 8 g, Fett 7 g, Eiweiß 22 g*

4 Portionen ca. 20 Minuten Einfach

**Zutaten:**

500 g grüner Spargel
400 g Garnelen (entdarmt, ohne Kopf)
100 ml Hühnerbrühe
2 Knoblauchzehen
2 Schalotten
2 EL Sojasauce
2 EL Rapsöl
1 EL Speisestärke
1 EL Fischsauce
¼ TL Zucker
Ingwer (gemahlen)
Pfeffer

**Zubereitung:**

1. Garnelen waschen und notfalls von der Schale befreien. Spargel putzen und eventuell holzige Enden entfernen. Dicken Spargel halbieren, generell in circa 4 cm große Stücke schneiden.

2. Ingwer schälen und mahlen. Knoblauch schälen sowie fein hacken. Das Öl in einer Pfanne erwärmen und die Gewürze samt Garnelen im heißen Rapsöl für nur 1-2 Minuten scharf anbraten. Dann die Garnelen herausnehmen und beiseitestellen.

3. Schalotten schälen sowie würfeln. Spargel und Schalottenwürfel kommen jetzt in die Pfanne zu Knoblauch und Ingwer. Unter Rühren einige Minuten braten und dann mit der Brühe ablöschen. Dahinein die beiden Saucen geben und nach Geschmack mit Pfeffer sowie Zucker würzen. Kurz aufkochen lassen, die Garnelen dazugeben und gut vermengen. Dann servieren – gern mit Reis.

# Thunfisch-Paprika

*Nährwerte: 390 kcal, Kohlenhydrate 19 g, Fett 20 g, Eiweiß 13 g*

4 Portionen ca. 45 Minuten Mittel

**Zutaten:**

200 g Schafskäse (9 % Fett)
70 g Oliven (schwarz)
8 Paprika (Farbe nach eigener Wahl)
4 Tomaten
2 Dosen Thunfisch (Natur)
1 Zwiebel
1 Knoblauchzehe
1 EL Olivenöl
Petersilie, Thymian
Salz, Pfeffer

**Zubereitung:**

1. Paprika waschen, oberen Teil am Stängel aufschneiden und die Kerne entnehmen. Tomaten waschen und kurz in heißem Wasser blanchieren. Sofort anschließend in Eiswasser legen. Danach lässt sich die Tomatenhaut spielend einfach ablösen.

2. Schafskäse in eine Schüssel krümeln. Tomaten klein würfeln sowie Oliven klein schneiden. Beide Zutaten mit Thunfisch und dem Feta vermengen.

3. Backofen auf 200 Grad Celsius vorheizen. Knoblauch sowie Zwiebel schälen und klein hacken. Diese in ein wenig Öl anrösten und der Thunfischmasse beimengen. Mit den Gewürzen und Kräutern abschmecken. Die Thunfischmasse in die Paprika füllen und für etwa 30 Minuten im Ofen backen lassen.

# Heilbutt auf Pilznudeln

*Nährwerte: 434 kcal, Kohlenhydrate 41 g, Fett, 17 g, Eiweiß, 22 g*

4 Portionen ca. 25 Minuten Einfach

**Zutaten:**

600 g Heilbutt (4 Scheiben à 150 g)
300 g Pilze (frisch)
200 g Bandnudeln
120 g saure Sahne
40 g Tomaten (getrocknet)
100 ml Weißwein
3 Schalotten
3 Knoblauchzehen
2 Zweige Thymian
1 Zweig Rosmarin
½ Knoblauchknolle
2 Zweige Thymian
½ Knoblauchknolle
4 EL Rapsöl
2 EL Petersilie (gehackt)
ein wenig Gemüsebrühe
Salz, Pfeffer

**Zusätzlich wird benötigt:**

1 Pilzbürste
1 Pürierstab

**Zubereitung:**

1. Knoblauchzehen und Schalotten schälen, fein würfeln sowie in einer Pfanne mit 2 EL Öl glasig andünsten. Die Tomaten waschen und anschließend dazugeben.

2. Pilze ausgiebig putzen (Tipp: Zu viel Wasser bläht den Pilz auf und nimmt ihm Geschmack. Deshalb eher mit einer Pilzbürste putzen). Pilze in Würfel schneiden und ebenso in die Pfanne geben. Nur kurz anbraten und dann die Pilze aus der Pfanne entnehmen und warm stellen.

3. Bratensatz aus der Pfanne mit Weißwein sowie Gemüsebrühe ablöschen. Den Inhalt einreduzieren lassen und dann mit dem Handmixer pürieren. Das Ganze ebenfalls warm stellen. Bandnudeln nach Vorgaben der Verpackung in Salzwasser bissfest kochen und anschließend abtropfen lassen.

4. Fisch unter kaltem Wasser abspülen sowie danach abtropfen. Mit dem restlichen Öl in einer Pfanne für 2 Minuten anbraten. Halbierte Knoblauchzehe mit dem Anschnitt nach unten in die Pfanne geben und den Thymian sowie Rosmarin dazulegen. Obere Heilbuttseite mit Salz und Pfeffer würzen. Auf der anderen Seite gart der Fisch dann 4-6 Minuten.

5. Pilzsauce und Bandnudeln zusammenführen. Saure Sahne sowie Petersilie dazugeben. Den Inhalt jetzt ordentlich durchschwenken. Anschließend auf dem Teller arrangieren und den Fisch auf die Nudeln legen.

# Leichter Rotbarsch auf Bohnen

*Nährwerte: 215 kcal, Kohlenhydrate 9 g, Fett 6 g, Eiweiß 25 g*

4 Portionen ca. 35 Minuten Einfach

**Zutaten:**

600 g Rotbarsch (4 Stück à 150 g oder Kabeljau)
400 g grüne Bohnen
250 g Naturjoghurt (1 % Fett)
4 Karotten
2 EL Zitronensaft
1-2 TL Currypulver
1 Schuss Essig
Salz

**Zubereitung:**

1. Als Erstes Wasser mit Salz und Essig zum Kochen bringen. Topf vom Herd nehmen und die Fischfilets in das nicht mehr kochende Wasser einlegen. Bei geschlossenem Deckel gart dies jetzt etwa 10 Minuten durch.

2. Bohnen putzen und von den Enden befreien. Karotten schälen sowie in etwa bohnendicke Stifte schneiden. In einem zweiten Topf die Bohnen mit etwas Wasser dünsten lassen und nach 5 Minuten die Karotten dazugeben. Das Ganze ein wenig salzen, es gart weitere 10 Minuten.

3. Zitronensaft, Curry und Joghurt werden vermengt und mit Salz abgeschmeckt. Den Teller mit Gemüse auslegen, den Fisch daraufgeben und mit der Sauce übergießen.

# VEGETARISCH

Es darf auch gern etwas Leichtes zum Mittag geben. Ohne Fleisch oder Fisch am Tag zu speisen, bedeutet, noch lange kein Sparmenü zu bekommen. Insbesondere die hohe Zufuhr an wichtigen Pflanzenstoffen gestaltet den Vegetarismus nicht erst mit dem Augenmerk der präventiven Ernährung als verlockende Philosophie. Ohne tierische Zutaten lassen sich zauberhaft leckere Speisen voller Kreativität erschaffen.

# Käsekartoffeln Mecklenburgischer Art

*Nährwerte: 529 kcal, Kohlenhydrate 41 g, Fett 32 g, Eiweiß 20 g*

4 Portionen  ca. 50 Minuten  Einfach

**Zutaten:**

1 kg Kartoffeln
200 g Lauch
200 g Tilsiter (in Scheiben)
100 g Sahne
100 ml Weißwein (trocken)
2 Karotten
½ Bund Petersilie
Majoran (getrocknet)
2 EL Rapsöl
Salz, Pfeffer

**Zusätzlich wird benötigt:**

1 Auflaufform

**Zubereitung:**

1. Kartoffeln als Erstes schälen und in mittelgroße Würfel schneiden. In Salzwasser kochen diese nun 10 Minuten vor. Danach den Inhalt abgießen und abtropfen lassen.

2. Karotten schälen sowie in Scheiben schneiden. Lauch waschen, putzen sowie in Ringe schneiden. Etwas Öl in einer Pfanne erhitzen und die Kartoffelwürfel 5 Minuten scharf anbraten. Herd herunterdrehen, kurz warten und das Gemüse mitdünsten lassen.

3. Backofen auf 180 Grad Celsius vorheizen. Das Ganze in die Auflaufform geben. Nebenbei Sahne sowie Wein anrühren und mit den Kräutern sowie Gewürzen verfeinern. Die Flüssigkeit über die Kartoffeln geben. Die Käsescheiben in Streifen schneiden und über den Auflauf legen. Auf der mittleren Schiene backt das Gericht nun etwa 15 Minuten.

# Fruchtige Radicchiopasta

*Nährwerte: 912 kcal, Kohlenhydrate 100 g, Fett 43 g, Eiweiß 26 g*

4 Portionen ca. 20 Minuten Mittel

**Zutaten:**

500 g Pasta (nach individueller Wahl)
300 g Radicchio
200 g Crème légère
80 g Parmesan
50 g Walnüsse
5 Schalotten
2 Birnen
3 EL Olivenöl
2 EL Schnittlauch (frisch)
2 EL Petersilie (frisch)
Salz, Pfeffer

**Zubereitung:**

1. Salat waschen, trocknen sowie in feine Streifen schneiden. Schalotten schälen sowie in feine Ringe schneiden. Birnen waschen, vierteln sowie vom Kerngehäuse, Stielansatz und der Blüte befreien. Die Frucht in kleine Stücke schneiden.

2. Die Kräuter waschen, trocknen und fein hacken. Die Walnüsse grob zerkleinern und dann ohne Fett in einer Pfanne anrösten. Pasta in Salzwasser nach Verpackung bissfest kochen.

3. In einer Pfanne das Öl mit Schalotten und Birnen erhitzen und für etwa 4-5 Minuten anbraten. Danach die Kräuter, Nüsse sowie die Crème légère dazugeben und für weitere 3 Minuten bei niedriger Hitze ein wenig reduzieren lassen.

4. Pasta abgießen und noch etwas tropfend mit dem Radicchio in die Sauce geben. Das Ganze miteinander vermengen. Auf den Tellern anrichten und den Parmesan darüberstreuen.

# Polenta

*Nährwerte: 562 kcal, Kohlenhydrate 54 g, Fett 28 g, Eiweiß 20 g*

4 Portionen ca. 30 Minuten Mittel

**Zutaten:**

200 g Polenta
200 g Erbsen
200 g Feta
800 ml Gemüsebrühe
400 ml Halbfettmilch
2 Schalotten
1 Knoblauchzehe
1 Paprika (rot)
2 EL Rapsöl
2 EL Paprikapulver
Etwas Minze (frisch)
Salz, Pfeffer

**Zubereitung:**

1. Knoblauch sowie Schalloten schälen und würfeln. Paprikawaschen, halbieren sowie vom Kerngehäuse und dem Stielansatz befreien. Das Gemüse dann würfeln. Mit dem Öl werden diese drei Zutaten in einem Topf angebraten. Erbsen, Paprikapulver sowie Polenta hinzufügen und 2 Minuten mitbraten lassen.

2. Brühe und Milch im Topf mit den bisherigen Zutaten vermengen und aufkochen. Bei niedriger Hitze unter stetem Rühren köcheln lassen. Danach vom Herd nehmen und weitere 10 Minuten ziehen lassen.

3. Minze waschen, trocknen und schneiden. Den Feta zerkrümeln und mit dem frischen Kraut unter die Polentamasse heben.

# Bohnenchili

*Nährwerte: 220 kcal, Kohlenhydrate 35 g, Fett 5 g, Eiweiß 11 g*

4 Portionen ca. 20 Minuten Einfach

**Zutaten:**

250 g Kidneybohnen
200 g Linsen (ungekocht)
100 g Zwiebeln
2 Knoblauchzehen
1 Paprika (rot)
1 Paprika (grün)
1 Chilischote
2-3 EL Tomatenmark
2 EL Rapsöl
1-2 TL Paprikapulver
Kümmel (gemahlen)
Salz, Pfeffer

**Zubereitung:**

1. Zwiebeln schälen und klein hacken. In einem Topf Öl erhitzen sowie die Zwiebeln kurz rösten. Den Knoblauch schälen, pressen sowie dem Topf hinzufügen. Paprika waschen, vierteln und entkernen. In Würfel geschnitten landen sie wie die gewaschene und zerkleinerte Chilischote im Zwiebeltopf.

2. Linsen dieser Mischung beifügen und mit den Gewürzen sowie Tomatenmark und 1 l Wasser auffüllen. Bei schwacher Hitze gart dies bei geschlossenem Deckel (auf die Packungsangabe der Linsen achten). 5-7 Minuten vor dem Ende der Garzeit werden die Bohnen hinzugegeben. Jetzt darf noch einmal mit Salz und Pfeffer abgeschmeckt werden.

# Kartoffel-Bohnen-Topf

*Nährwerte: 315 kcal, Kohlenhydrate 35 g, Fett 15 g, Eiweiß 12 g*

4 Portionen ca. 35 Minuten Mittel

**Zutaten:**
1 kg grüne Bohnen
600 g Kartoffeln
100 g Sauerrahm
20 g Dinkelmehl
400 ml Gemüsebrühe
1 Knoblauchzehe
1 EL Rapsöl
Petersilie, Dill
Salz, Pfeffer

**Zubereitung:**
1. Bohnen putzen und verlesen, notfalls weiche sowie dunkle Stellen abschneiden. Das grüne Gemüse kurz blanchieren. Kartoffeln schälen, in Viertel schneiden sowie in Salzwasser garen.

2. In einem Topf Öl erhitzen und das Mehl darin anschwitzen. Dazu die Brühe geben, gut vermengen sowie einige Minuten köcheln lassen. Danach die Bohnen hinzufügen und abermals einige Minuten bei geringer Hitze kochen lassen.

3. Knoblauch schälen und pressen, Kräuter waschen, trocknen und klein schneiden. Wenn die Bohnen gar sind, kommen die Kartoffeln dazu. Kurz darauf gelangen Kräuter, Gewürze und Knoblauch in den Eintopf.

# Gemüsepfannkuchen

*Nährwerte: 320 kcal, Kohlenhydrate 50 g, Fett 5 g, Eiweiß 13 g*

4 Portionen ca. 25 Minuten Mittel

**Zutaten:**

150 g Tomaten
125 g Vollkornmehl
125 g Weißmehl
125 g Champignons
250 ml Halbfettmilch
2 Paprika
1 Zwiebel
1 Zucchino
1 Aubergine
1 Ei
2 EL Tomatenmark
1 TL Rapsöl
1 Schuss Mineralwasser
Knoblauch
Salz, Pfeffer

**Zubereitung:**

1. Die Milch mit dem Mineralwasser vermengen und mit dem Ei gut verquirlen. Dahinein das Mehl langsam unterrühren, bis ein zähflüssiger Teig daraus resultiert. Dieser ruht jetzt mindestens 15 Minuten.

2. Mit wenig Öl werden die Pfannkuchen nun in einer Pfanne ausgebacken.

3. Zwiebel schälen, fein hacken sowie mit Öl anbraten. Sämtliches Gemüse waschen und in kleine Würfel schneiden. Die Pilze putzen und nicht mit viel Wasser in Kontakt bringen (sonst saugen sie sich voll). Gemüse und Pilze zu den Zwiebeln in der Pfanne geben.

4. Knoblauch schälen sowie auspressen. Mit dem Tomatenmark landet der Knoblauch in der Gemüsepfanne. Jetzt darf mit Salz und Pfeffer abgeschmeckt werden. Das Gemüse auf dem Pfannkuchen arrangieren und den Teig einrollen.

# Quark-Sesam-Nockerl

*Nährwerte: 260 kcal, Kohlenhydrate 17 g, Fett 11 g, Eiweiß 14 g*

4 Portionen ca. 25 Minuten Einfach

**Zutaten:**

600 g Blattspinat
250 g Magerquark
50 g Semmelbrösel (oder Paniermehl)
40 g Sesam (ungeschält)
25 g Vollkornmehl
2 Eier
1 EL Olivenöl
Muskatnuss
Salz, Pfeffer

**Zubereitung:**

1. Brösel, Quark, Eier und Mehl werden zu einem Teig verrührt. Mit den Gewürzen abschmecken und 10-15 Minuten ruhen lassen.

2. Blattspinat waschen, auslesen sowie in grobe Streifen schneiden. In kochendem Salzwasser blanchiert das Gemüse nun kurz und wird anschließend in einer Pfanne mit erwärmtem Öl geschwenkt.

3. Mithilfe von zwei Teelöffeln aus dem Teig kleine Klößchen formen. Diese in siedendem Salzwasser garen. Derweil Sesam ohne Fett in einer Pfanne anrösten. Die Nockerl mit einer Seite im Sesam wälzen. Mit dieser Sesamseite nach oben auf dem Blattspinat anrichten.

# Gnocchi

*Nährwerte: 280 kcal, Kohlenhydrate 37 g, Fett 5 g, Eiweiß 10 g*

4 Portionen ca. 25 Minuten Einfach

**Zutaten:**
600 g Kartoffeln (mehlig)
100 g Vollkorndinkelmehl
30 g Parmesan (gerieben)
1 Ei
1 Messerspitze Muskat
Salz

**Zusätzlich wird benötigt:**
1 Kartoffelpresse

**Zubereitung:**
1. Kartoffeln ausgiebig putzen und mit der Schale im Wasser garen. Nach dem Garen erst schälen und mit der Kartoffelpresse zerdrücken. Dahinein Muskat, Ei, Parmesan und Salz mischen. Danach das Mehl unterheben und gut durchmengen. Anschließend einige Minuten ziehen lassen.

2. Den Teig in jeweils daumendicke Rollen formen. Alle 3 cm etwa ein Stück abschneiden und mit einer Gabel leicht eindrücken. Reichlich Wasser salzen und zum Kochen bringen. Die Gnocchi darin garen lassen, bis sie oben schwimmen.

Tipp: Diese flexible Speise lässt sich mit allerhand Gemüsebeilagen oder entsprechenden Saucen veredeln.

# Gemüsepizza

*Nährwerte: 681 kcal, Kohlenhydrate 86 g, Fett 26 g, Eiweiß 25 g*

1 Blech ca. 1 Stunde 10 Min. Einfach

**Zutaten:**
750 g Saisongemüse
500 g Dinkelvollkornmehl
100 g Edamer (gerieben)
500 ml Tomatenpüree (oder Pizzatomaten aus der Dose)
2 Knoblauchzehen
1 Päckchen Trockenhefe
½ Bund Oregano
½ Bund Basilikum
2 EL Rapsöl
2 EL Olivenöl
Salz, Pfeffer

**Zubereitung:**

1. In einer Schüssel Mehl sowie Trockenhefe mit ½ l lauwarmem Wasser vermengen. Dazu Rapsöl und Salz geben. Jetzt wird die Masse zu einem elastischen Teig geknetet. Für 20-30 Minuten ruht der Teigling nun zugedeckt an einem warmen Ort. Inzwischen den Backofen auf 200 Grad Celsius aufheizen.

2. Gemüsearten waschen, trocknen und möglichst schälen. Jetzt kurz in heißem Wasser blanchieren und danach sofort ins Eiswasser geben. Die Kräuter waschen sowie die Stiele entfernen. Den Knoblauch schälen sowie zerdrücken.

3. Tomatenpüree nach Belieben würzen und mit 1/3 der Kräuter veredeln. Den Knoblauch dazugeben. (Es kann gern auf das Rezept Tomatensugo zurückgegriffen werden.)

4. Teig nochmals durchkneten. Backblech mit Backpapier auslegen und den Teig darauf ausrollen. Zuerst mit dem Tomatensugo großflächig bestreichen. Danach die verschiedenen Gemüsesorten auflegen. Rest der Gewürze und Kräuter daraufstreuen. Mit dem restlichen Öl beträufeln.

5. Die Pizza etwa 15 Minuten im Ofen backen. Danach den Edamer großzügig verstreuen. Nach weiteren 8-10 Minuten sollte die Gemüsepizza fertig und die Ränder schön knusprig sein.

# Kartoffel-Zucchini-Auflauf

*Nährwerte: 310 kcal, Kohlenhydrate 24 g, Fett 18 g, Eiweiß 12 g*

4 Portionen ca. 45 Minuten Einfach

**Zutaten:**

400 g Kartoffeln (festkochend)
400g Zucchini
400 g Tomaten
150 g saure Sahne
75 g Edamer
3 EL Rapsöl
1 EL Vollkornmehl
½ Bund Basilikum
Salz, Pfeffer

**Zusätzlich wird benötigt:**

1 Auflaufform

**Zubereitung:**

1. Als Erstes den Backofen auf 200 Grad Celsius vorheizen. Kartoffeln waschen, bürsten sowie in dünne Scheiben schneiden. 2 EL Öl unter die Kartoffeln vermengen.

2. Tomaten und Zucchini waschen sowie in dünne Scheiben schneiden. Basilikum waschen, trocknen sowie die Blätter abzupfen. 12 Blätter zur Seite legen, die anderen fein schneiden.

3. Das restliche Öl in einer Auflaufform verteilen. Die Form zu zwei Dritteln mit Kartoffeln füllen. Mit den Gewürzen veredeln sowie die Hälfte des Basilikumschnitts dazugeben. Jetzt das Gemüse abwechselnd aufschichten. Der restliche Basilikumschnitt und die übrigen Kartoffeln ergeben die abschließende Schicht.

4. Mehl und saure Sahne werden vermengt, gesalzen sowie gepfeffert. Dies wird über die Kartoffeln gestrichen. Für 30 Minuten backt der Auflauf nun im Ofen. Danach darf er noch etwa 5 Minuten ruhen. Final werden die Portionen mit jeweils 3 Blättern Basilikum garniert.

# Tofubratling im Sesammantel

*Nährwerte: 375 kcal, Kohlenhydrate 14 g, Fett 28 g, Eiweiß 17 g*

4 Portionen ca. 15 Min. + 1 Std. Ziehen Mittel

**Zutaten:**

400 g Tofu
125 g Sesamsamen
100 ml Gemüsebrühe
4 EL Sojasauce
3 EL Mehl
2 EL Rapsöl
1 EL Chilisauce (oder Tabasco)

**Zubereitung:**

1. Für die Marinade werden Gemüsebrühe, Soja- sowie Chilisauce vermengt. Tofu in Scheiben schneiden (etwa 2 cm) sowie für 30 Minuten in die Marinade legen. Nach 30 Minuten die Tofustücke wenden und nochmals gleiche Zeit durchziehen lassen.

2. Das Mehl mit 4 EL Wasser verrühren. Den Sesam in eine Schüssel geben. Jetzt werden die Tofuscheiben erst in den zähflüssigen Brei und dann in die Sesamsamen getaucht sowie gewendet.

3. In einer Pfanne wird das Öl erhitzt. Darin braten die Tofustücke knusprig und goldbraun von beiden Seiten an.

# DESSERT

Was bringt der Tag schon ohne etwas kleines Süßes! Bei diesem Gang darf man sich bewusst für eine gute Kombination aus Frucht und Zartbitterschokolade entscheiden. Vor allem die einhergehende Leichtigkeit folgender Dessertkreationen lässt auch beim Schlemmen ein Fünkchen gesunde Ernährung mitwirken.

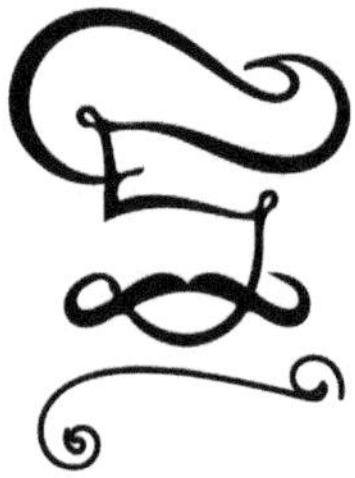

# Mangoreis

*Nährwerte: 330 kcal, Kohlenhydrate 57 g, Fett 7 g, Eiweiß 8 g*

2 Portionen ca. 35 Minuten Einfach

**Zutaten:**

400 g Mango
50 g Magerquark
50 g Milchreis
150 ml Apfelsaft
2 EL Pistazien
2 EL Rosinen

**Zubereitung:**

1. Pistazien hacken und ohne Fett in einer Pfanne 2 Minuten anrösten. Apfelsaft aufkochen und den Reis einstreuen. Das Ganze quillt bei schwacher Hitze zugedeckt etwa 20 Minuten.

2. Mango schälen und das Fruchtfleisch vom Kern trennen. Mango in Stücke schneiden. Samt Rosinen wird die Mango unter den Reis gehoben und köchelt weitere 10 Minuten mit. Am Ende alles abkühlen lassen.

3. Anschließend wird der Quark unter den Reis gehoben. Final die gerösteten Pistazien daraufstreuen.

# Beeren-Kirsch-Grütze

*Nährwerte: 239 kcal, Kohlenhydrate 36 g, Fett 7 g, Eiweiß 6 g*

4 Portionen ca. 2 Stunden 25 Min. Einfach

**Zutaten:**

300 g Naturjoghurt
250 g Beeren
250 g Sauerkirschen
50 g Zartbitterschokolade
20 g Speisestärke
200 ml Sauerkirschsaft
1 Zitrone
Etwas Minze (frisch)

**Zubereitung:**

1. Beeren sowie Kirschen waschen, entstielen und entkernen. Speisestärke und etwa 100 ml Saft glatt verrühren. Den Rest des Safts zum Kochen bringen. Dahinein den Saft mit der aufgelösten Speisestärke sowie die Früchte geben. Das Ganze köchelt etwa 10 Minuten bei niedriger Temperatur, bevor es für 2 Stunden zum Abkühlen kommt.

2. Minze waschen, trocknen und außer 4 Blättern alles fein hacken. Schokolade in Stücke brechen und fein hacken. Etwas Zitronenschale abreiben und mit dem Joghurt vermengen. Dahinein die Schokolade sowie Minze geben. Joghurt auf der erkalteten Grütze aufschichten und mit einem Minzeblatt garnieren.

# Himbeer-Buttermilch-Terrine

*Nährwerte: 142 kcal, Kohlenhydrate 19 g, Fett 3 g, Eiweiß 7 g*

10 Portionen ca. 20 Min. + 6 Std. kalt stellen Mittel

**Zutaten:**

500 g Himbeeren
250 g Magerquark
120 g Puderzucker
500 ml Buttermilch
250 ml Flüssigmargarine (z.B. Cremefine)
10 Blatt Gelatine
1 Packung Vanillezucker
Minze (frisch)

**Zusätzlich wird benötigt:**

1 Kuchenkastenform
Frischhaltefolie

**Zubereitung:**

1. Die Form mit kaltem Wasser auswaschen und anschließend mit Frischhaltefolie glatt auskleiden. 200 ml Cremefine erst steif schlagen und dann kühl stellen. Die Gelatine in Wasser einweichen.

2. Puder- sowie Vanillezucker mit der Buttermilch verrühren. Dann den Quark unterheben. Zum Schluss die geschlagene Cremefine daruntermischen.

3. Restliche Cremefine erwärmen und mit der Gelatine vermengen. Diese löffelweise unter die Quarkmischung rühren. Anschließend die Früchte unterheben. Das Ganze in die Kastenform gießen und mindestens 6 Stunden kalt stellen. Vor dem Servieren in Scheiben schneiden und mit einem frischen Minzeblatt dekorieren.

# Obst-Quarkknödel

*Nährwerte: 228 kcal, Kohlenhydrate 35 g, Fett 2 g, Eiweiß 8 g*

4 Portionen (16 Knödel) ca. 40 Minuten Einfach

**Zutaten:**

250 g Magerquark
70 g Dinkelmehl (Type 700)
60 g Vollkornmehl
16 möglichst runde Früchte (z.B. Marillen, Pflaumen, Erdbeeren)
1 Ei

**Zubereitung:**

1. Der Quark wird mit dem Ei vermischt. Darunter wird das Mehl gehoben. Alles wird kräftig durchgeknetet und ruht danach für etwa 30 Minuten.

2. Obst gründlich waschen, mitunter entsteinen. Den Teig in 16 Teile teilen. Die Masse soll die Früchte komplett umhüllen. Anschließend werden die Knödel in gesalzenem, kochendem Wasser gegart, bis sie oben schwimmen.

# Schokomousse-Insel im Erdbeersee

*Nährwerte: 280 kcal, Kohlenhydrate 21 g, Fett 19 g, Eiweiß 6 g*

4 Portionen ca. 20 Min. + 2 Std. Ziehen Mittel

**Zutaten:**

250 g Erdbeeren
100 g Zartbitterschokolade (86 % Kakao)
75 g Sahne
20 g Puderzucker
2 Eier
1 EL Walnussöl
Salz

**Zusätzlich wird benötigt:**

1 Pürierstab
1 Flotte Lotte

**Zubereitung:**

1. Die Schokolade als Erstes zerbröckeln und im Wasserbad schmelzen. Das Öl unterrühren.

2. Die Eier werden getrennt. Beide Eiweiße mit einer Prise Salz zu Eischnee schlagen. Die Eigelbe inklusive Puderzucker cremig schlagen. Der Zucker muss sich aufgelöst haben.

3. Jetzt wird die Schokocreme unter das Eigelb gerührt. Anschließend wird die Sahne steif geschlagen sowie unter die Schoko-Eigelb-Masse untergehoben. Vorsichtig darf nun der Eischnee untergezogen werden. Das Ganze ruht final für etwa 2 Stunden im Kühlschrank.

4. Die Erdbeeren waschen, sanft trocken tupfen und entkelchen. Die Früchte werden dann püriert. Als Erdbeersauce oder passiert als Erdbeerspiegel (hier hilft die Flotte Lotte) auf den Teller geben. Mit einem Esslöffel werden aus der Mousse Nocken geformt und auf dem Erdbeersee platziert.

# Himbeer-Honig-Dessert

*Nährwerte: 315 kcal, Kohlenhydrate 46 g, Fett 6 g, Eiweiß 13 g*

4 Portionen ca. 25 Min. + 2 Std. kalt stellen Einfach

**Zutaten:**

600 g Ziegenmilchjoghurt (fettreduziert)

500 g Himbeeren

100 g Zucker

4 Zweige Minze

7 Blatt Gelatine (weiß)

2 Eiweiß

1 Vanilleschote

4 EL Honig

2 cl Orangenlikör

**Zusätzlich wird benötigt:**

1 Sieb

**Zubereitung:**

1. Als Erstes 5 Blatt Gelatine in Wasser auflösen. Währenddessen die Himbeeren waschen, auslesen und etwa 100 g beiseitestellen. Den Rest der Früchte samt Zucker und Likör in einem Topf erwärmen, bis sich der Zucker vollkommen aufgelöst hat. Die Himbeeren im Sieb passieren, dass die Kerne zurückbleiben. Das Ganze zurück in den Topf und weiter erwärmen.

2. Gelatine ausdrücken und unter ständigem Rühren in die Himbeermasse einrühren. Nachdem die Blättchen vollkommen aufgelöst sind, wird das Himbeerpüree in Gläser halbvoll gefüllt und in den Kühlschrank gestellt.

3. Gelatine als Erstes in Wasser auflösen (auf die Verpackungsvorgabe achten). Derweil den Honig unter den Joghurt heben und gut verrühren. Die Vanilleschote der Länge nach halbieren. Das Mark auskratzen sowie in den Joghurt geben.

4. In einem kleinen Topf die Gelatine so lange erwärmen, bis sie sich aufgelöst hat (Tipp: Dabei sollte stets umgerührt werden). 2-3 EL des Joghurts in das Gelatinewasser einrühren. Die wässrige Lösung in den Joghurt unterheben.

5. Das Ei trennen und das Eiweiß zu Eischnee schlagen. Dies wird ebenso sanft unter die Joghurtmasse gehoben. Nun kommt die zweite Schicht auf das bereits erkaltete Himbeerpüree. Für 2 Stunden kalt stellen. Vor dem Servieren mit Minze und Himbeeren dekorieren.

# KUCHEN UND GEBÄCK

Ein gut gedeckter Kaffeetisch lockt nicht nur am Sonntag während des Besuchs der Tante oder Oma. Auch zwischendurch lockt das kleine Geschmackserlebnis am Nachmittag – oder am nächsten Morgen zu einer komfortablen und entspannenden Auszeit. Meist in geselliger Runde kann beim Genießen eines Kuchens in Begleitung einer oder mehrerer Lieblingsmenschen etwas zum Stressabbau geleistet werden.

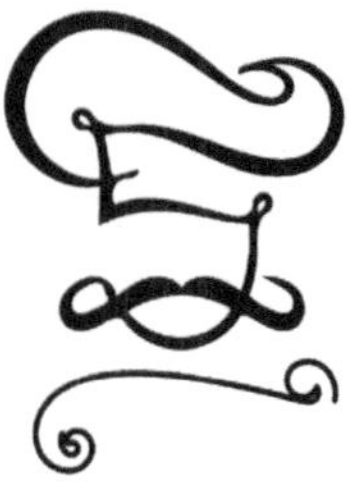

# Knäckebrot

*Nährwerte: 85 kcal, Kohlenhydrate 8 g, Fett 5 g, Eiweiß 4 g*

24 Scheiben ca. 1 Stunde 10 Min. Mittel

**Zutaten:**

125 g Vollkornmehl
125 g Haferflocken
50 g Sonnenblumenkerne
50 g Sesam
50 g Kürbiskerne
50 g Leinsamen
500 ml Wasser
2 EL Rapsöl
½ TL Salz

**Zusätzlich wird benötigt:**

1 Schneebesen
Backpapier

**Zubereitung:**

1. Backofen auf 175 Grad Celsius vorheizen. Alle Körner miteinander mischen. Etwa 50 g der Mischung zur Seite legen.

2. Die restlichen Zutaten in einer Schüssel zu einem breiigen Teig zusammenrühren. Mit dem Schneebesen so lange vermengen, bis keine Klumpen zu sehen sind. 2 Bleche mit Backpapier auslegen und den Teig gleichmäßig darauf verteilen.

3. Die beiseitegelegten Körner auf dem Teig ausstreuen. Der Teig backt nun etwa 1 Stunde im Ofen. Nach 15 Minuten mit einem Pizzaroller zwölf Stücke schneiden. Abkühlen lassen und verpacken. Das Knäckebrot ist trocken und dunkel gelagert bis zu 3 Monate haltbar.

# Biskuit

*Nährwerte: 125 kcal, Kohlenhydrate 20 g, Fett 3 g, Eiweiß 4 g*

8 Portionen ca. 25 Minuten Einfach

**Zutaten:**
140 g Dinkelmehl (Type 700)
60 g Feinkristallzucker
3 Eier
1 Prise Salz

**Zusätzlich wird benötigt:**
1 Teigschaber
1 Sieb
Backpapier

**Zubereitung:**
1. Eier trennen und das Eiweiß mit dem Salz zu Eischnee steif schlagen. Dabei den Zucker stetig einrieseln lassen, bis er sich aufgelöst hat. Die Masse soll cremig werden. Das Eigelb mit 1 EL kaltem Wasser verrühren. Dies unter den Eischnee heben und gut vermengen (Tipp: Nicht zu lange unterheben, sonst fällt der Eischnee in sich zusammen).

2. Backofen auf 220 Grad Celsius vorheizen und Backpapier auf das Backblech legen. Mehl auf den Eischnee sieben. Mit dem Teigschaber wird dies im Eischnee untergehoben, bis alles gut durchmengt ist. Für 12-15 Minuten bei Ober-/Unterhitze backt es goldgelb aus.

# Dinkel-Cookies

*Nährwerte: 104 kcal, Kohlenhydrate 12 g, Fett 6 g, Eiweiß 2 g*

25 Stück ca. 70 Minuten Mittel

**Zutaten:**
200 g Dinkelvollkornmehl
150 g Diät-Backmargarine
100 g Haferflocken
100 g Zucker
1 Ei
½ TL Backpulver
½ TL Zimt
1 Messerspitze Nelken (gemahlen)
1 Messerspitze Kardamom (gemahlen)
1 Messerspitze Anis (gemahlen)

**Zusätzlich wird benötigt:**
Backpapier

**Zubereitung:**
1. Backpulver, Mehl sowie Haferflocken in einer Schüssel mischen. Danach Margarine sowie Ei dazugeben und vermengen. Anschließend Gewürze und Zucker hinzufügen. Den Teig kneten sowie zu einer Kugel formen. Das Ganze zieht nun im Kühlschrank etwa 40 Minuten durch.

2. Backofen auf 180 Grad Celsius vorheizen. Das Blech mit Backpapier auslegen. Den Teig teilen und zu zwei Rollen formen. Diese in Scheiben schneiden und auf das Backblech legen. Mit einer Gabel kleine Muster hineindrücken. Auf der mittleren Schiene backen die Kekse jetzt etwa 12-15 Minuten goldbraun.

# Haferflockenrauten

*Nährwerte: 50 kcal, Kohlenhydrate 7 g, Fett 2 g, Eiweiß 1 g*

40 Stück ca. 50 Minuten Mittel

**Zutaten:**
180 g Haferflocken
125 g brauner Zucker
100 g Diät-Backmargarine
50 g Zartbitterschokolade
2 Packungen Vanillezucker
1 Eiweiß
1 TL Backpulver
1 Messerspitze Salz

**Zusätzlich wird benötigt:**
1 Handrührgerät
Backpapier

**Zubereitung:**
1. Backofen auf 180 Grad Celsius vorheizen. Blech mit Backpapier auslegen. Margarine mit den beiden Zuckervarianten und Salz bei schwacher Hitze zergehen lassen. Haferflocken und Backpulver mischen und in der etwas abgekühlten Margarine unterheben (Tipp: Es geht einfacher mit einem Handrührgerät).

2. Eiweiß aufschlagen und unter die Teigmasse heben. Den Teig circa 1 cm dick auf dem Blech ausstreichen. Auf der mittleren Schiene backt dies nun für 20 Minuten durch. Nach dem Abkühlen in entsprechend gewünschter Form zuschneiden.

3. Die Schokolade im Wasserbad zum Schmelzen bringen. Die flüssige Zartbitter beispielsweise an den Ecken auftragen.

# Pinienkern-Aprikosen-Cantuccini

*Nährwerte: 74 kcal, Kohlenhydrate 9 g, Fett 3 g, Eiweiß 2 g*

40 Stück ca. 1 Stunde 20 Min. Mittel

**Zutaten:**

250 g Mehl
150 g Zucker
100 g Butter
100 g Aprikosen (getrocknet)
80 g Pinienkerne
2 Eier
1 Packung Vanillezucker
1 TL Backpulver
1 TL Zitronenabrieb
1 Prise Salz

**Zusätzlich wird benötigt:**

Backpapier

**Zubereitung:**

1. Pinienkerne ohne Fett in einer Pfanne rösten. Die Aprikosen klein würfeln. Backpulver sowie Mehl mischen und in eine Schüssel geben. Die beiden Zuckerarten, Salz, Eier sowie den Zitronenabrieb hinzufügen. Butter zum besseren Kneten des Teiges in Scheiben schneiden. Den Teig glatt verrühren.

2. Backofen auf 180 Grad Celsius vorheizen. Blech mit Backpapier auslegen. 4 Rollen aus dem Teig formen und etwas flach drücken. Auf der mittleren Schiene für etwa 25 Minuten backen. Die Stangen erst ein wenig abkühlen lassen und dann in etwa 1 cm dicke Scheiben schneiden. Jetzt weitere 10 Minuten kross backen.

# Pfirsich-Mohn-Muffins

*Nährwerte: 289 kcal, Kohlenhydrate 34 g, Fett 14 g, Eiweiß 7 g*

12 Stück ca. 30 Minuten Mittel

**Zutaten:**

300 g Pfirsich
250 g Joghurt (5 % Fett)
125 g Vollkornmehl
125 g Weizenmehl
140 g Zucker
100 g Haferflocken
50 g Mohn
120 ml Rapsöl
2 Eier
2 TL Backpulver

**Zusätzlich wird benötigt:**

1 Muffinblech
12 Muffinpapierförmchen

**Zubereitung:**

1. Backofen auf 200 Grad Celsius vorheizen. Papierförmchen in die Blechvertiefungen einlegen.

2. Öl, Eier, Joghurt und Zucker werden zuerst vermengt. Die beiden Mehlvarianten, das Backpulver, der Mohn sowie die Haferflocken werden nun gut vermischt. Beide Mischungen zu einem glatten Teig vereinen.

3. Pfirsiche mit heißem Wasser überbrühen und die Haut abziehen. Die Frucht vom Stein trennen, in Stücke schneiden und unter den Teig heben. Jetzt die Masse gleichmäßig in die Muffinvertiefungen verteilen. Auf der mittleren Schiene backen sie etwa 20 Minuten.

# Apfel-Tartes

*Nährwerte: 215 kcal, Kohlenhydrate 27 g, Fett 9 g, Eiweiß 7 g*

8 Tartes ca. 40 Minuten Mittel

**Zutaten:**
150 g Mehl
50 g Aprikosenkonfitüre
50 g Pflanzenmargarine
50 g Zucker
4 Äpfel (möglichst säuerlich)
1 Ei
Etwas Rapsöl

**Zusätzlich wird benötigt:**
8 Tarteformen

**Zubereitung:**
1. Bei Raumtemperatur werden Margarine, Zucker, Mehl sowie das Ei zu einem Teig vermengt. Dieser wird jetzt zur Seite gestellt.

2. Äpfel waschen, schälen sowie von Blüte, Stielansatz und Kerngehäuse befreien. Die Äpfel werden jetzt in Spalten und dann noch einmal quer geschnitten.

3. Backofen auf 180 Grad Celsius vorheizen. Die Tarteformen mit dem Öl ausstreichen. Die Arbeitsplatte bemehlen und den Teig etwa 2 mm dick ausrollen. Nun den Teig rund in Größe der Tarteformen ausstechen sowie in die Formen legen.

4. Apfelspalten werden fächerförmig in der Tarteform angerichtet. Anschließend werden die Früchte mit der Konfitüre bestrichen. Sie backen auf der mittleren Schiene im Ofen circa 12 Minuten.

# Rüblischnitten

*Nährwerte: 103 kcal, Kohlenhydrate 16 g, Fett 3 g, Eiweiß 2 g*

30 Stück ca. 60 Minuten Schwer

**Zutaten:**

400 g Möhren
250 g Vollkornmehl
200 g Backpflaumen
150 g Honig
100 g Walnüsse
100 g Quittengelee
200 ml Rapsöl
100 ml Apfelsaft
2 Eier
1 EL Orangensaft
2 TL Backpulver
2 TL Zimt (gemahlen)
½ TL Orangenschalenabrieb
½ TL Salz

**Zusätzlich wird benötigt:**

1 tiefes Backblech (15x20 cm)
1 Sieb
1 Gemüsehobel
1 Pürierstab
Backpapier

**Zubereitung:**

1. Backofen auf 180 Grad Celsius vorheizen. Blech mit Backpapier auslegen. Den Apfelsaft erwärmen und die Pflaumen darin einweichen lassen.

2. Eier trennen und die Eiweiße steif schlagen. In einer Schüssel wird den Eigelben das Öl in einem leichten Strahl unter Rühren zugefügt. Dazu werden das Mehl sowie das Backpulver gesiebt. Zimt sowie Salz abschließend vermengen.

3. Möhren waschen sowie fein reiben. Die Walnüsse fein hacken. Beides kommt jetzt in den Teig. Danach den Honig in den Fruchtsaft geben und diesen Mix pürieren. Das Püree wird dem Teig untergerührt. Jetzt den Eischnee sorgsam unterheben.

4. Die Teigmasse gleichmäßig auf dem Blech verteilen. Auf der mittleren Schiene backt dieser Kuchen nun etwa 30 Minuten. Nach dem Abkühlen das Quittengelee erwärmen. Darunter Orangensaft und -abrieb mischen. Mit einem Backpinsel wird der Guss auf dem Kuchen aufgetragen. Das Ergebnis lässt sich in einzelne Stücke schneiden.

# Himbeerkuchen

*Nährwerte: 200 kcal, Kohlenhydrate 22 g, Fett 10 g, Eiweiß 5 g*

12 Portionen ca. 1 Stunde Mittel

**Zutaten:**

250 g Himbeeren
200 g Dinkelmehl (Type 700)
100 g Apfelmus
80 g Mandeln (oder Haselnüsse, gerieben)
80 g Zucker
50 g Butter
4 Eier
1 Packung Vanillezucker
½ Packung Backpulver
½ TL Zimt
1 Prise Salz

**Zusätzlich wird benötigt:**

1 Sieb
1 Springform

**Zubereitung:**

1. Zuerst den Backofen auf 180 Grad Celsius vorheizen. Eier trennen und das Eigelb mit Vanillezucker, Zucker sowie Zimt für 5-10 Minuten cremig rühren. Dazu die Butter, den Apfelmus sowie die Nüsse geben. Alles muss gut vermengt werden.

2. Salz und Eiweiß werden nun steif geschlagen. Dinkelmehl sowie Backpulver werden per Sieb fein in den Eierteig eingerieselt. Danach wird der Eischnee vorsichtig untergehoben.

3. Himbeeren in Wasser säubern sowie abtropfen lassen. Die Früchte werden in den Teig gegeben und etwas vermischt. Anschließend den Teig gleichmäßig in der Form verteilen. Für 25-30 Minuten backt der Kuchen im Ofen nun goldbraun.

Tipp: Apfelmus ist ein wunderbarer Ersatz für Fett beim Backen. Somit können bis zu zwei Drittel des Fettanteils gespart werden.

# Marmorierter Gugelhupf

*Nährwerte: 178 kcal, Kohlenhydrate 25 g, Fett 6 g, Eiweiß 4 g*

12 Portionen ca. 1 Stunde Einfach

**Zutaten:**

200 g Dinkelmehl (Type 700)
140 g Zucker
50 g Rapsöl
320 ml Halbfettmilch
2 Eier (groß)
1 Packung Vanillezucker
1 Packung Backpulver
2 EL Kakaopulver

**Zusätzlich wird benötigt:**

1 Sieb
1 Gugelhupfform
1 Teigschaber

**Zubereitung:**

1. Backofen auf 180 Grad Celsius und Heißluft einstellen. Die Eier trennen. Das Eigelb mit dem Zucker, Rapsöl, Vanillezucker und etwas Milch schön schaumig schlagen (etwa 5 Minuten). Backpulver sowie Mehl mischen und mit einem Sieb in die Eigelbmischung streuen. Dabei stets Milch zugeben und verrühren.

2. Teig zweiteilen. In eine Hälfte wird das Kakaopulver gegeben. Das Eiweiß wird jetzt zu einem Eischnee geschlagen und je zur Hälfte unter den hellen sowie kakaohaltigen Teig gemischt.

3. Kuchenform erst mit dem hellen, dann mit dem dunklen Teig füllen. Mittels Teigschaber wird zweimal im Kreis gedreht, damit die Schichten vermengt werden. Der Kuchen muss nun 45 Minuten im Ofen backen.

Tipp: Für Kuchen empfehlen sich Silikonformen! Erstens müssen diese nicht eingefettet werden. Andererseits fällt auch die Reinigung wesentlich simpler aus.

# Himbeer-Joghurt-Schnitten

*Nährwerte: 150 kcal, Kohlenhydrate 34 g, Fett 4 g, Eiweiß 3 g*

16 Portionen ca. 50 Min. + 2 Std. kalt stellen Mittel

**Zutaten:**

500 g Naturjoghurt (1 % Fett)
400 g Himbeeren
250 g Flüssigmargarine
(z. B. Cremefine)
100 g Puderzucker
6 Blätter Gelatine
1 Portion Biskuit
1 Vanilleschote
1 Packung Vanillezucker
½ Zitrone
Fruchtmarmelade

**Zubereitung:**

1. Zuerst Biskuit wie im obigen Rezept zubereiten. Es muss abkühlen. Die Himbeeren in Wasser einlegen und auslesen (nicht waschen, da sie sonst zerfallen oder zermatschen).

2. Die Zitrone auspressen. Die Vanilleschote längs aufschneiden und das Mark herausschaben. Vanille- sowie Puderzucker, Vanillemark, Zitronensaft und Joghurt miteinander verrühren. Cremefine steif schlagen.

3. Gelatine erst in kaltem Wasser einlegen und dann bei niedriger Hitze in einer Pfanne auflösen lassen. 2 EL der Joghurtmischung in die Gelatine geben. Komplette Gelatine in den Joghurt. Danach die steif geschlagene Flüssigmargarine unterheben.

4. Biskuitboden eher dünn mit Fruchtmarmelade bestreichen. Darüber werden die Himbeeren gegeben. Die Joghurtmasse wird nun übergossen. Im Kühlschrank sollten die Schnitten mindestens nach 2 Stunden fest werden.

# 3. ERNÄHRUNGSPLAN FÜR 4 WOCHEN

Von heute auf morgen die bisherige Ernährungsweise zu ändern, fällt sicherlich schwer. Und auch mit dem idealen Antrieb der eigenen Gesundheit wird die tägliche Umsetzung entsprechender Gerichte sicher als große Herausforderung wahrgenommen. Damit die cholesterinbewusste Ernährung allen Probanden leichter fällt, soll folgender Ernährungsplan für 4 Wochen einen unkomplizierten Start in den neuen Gesundheitsabschnitt gewähren. Er setzt sich dabei aus manch oben genannten Rezepten, aber auch aus zusätzlichen Empfehlungen zusammen. Und mit der Zeit werden Sie merken, dass auch in diesem Bereich der Ernährung kreative Leckereien auf Sie warten!

Tipp: Als Faustregel darf dienen – höchstens 1 g Fett pro kg körperliches Normalgewicht. Bei Übergewicht sollte sich diese Richtlinie auf 50 g Fett pro Tag reduzieren lassen.

Eine übersichtliche Einbindung vieler der vorgestellten Rezepte wird den Anfang in die neue kulinarische Freiheit schenken. Dabei versprechen die letzten Tage auch einige vorgreifende Vorschläge, welche nicht in diesem Buch enthalten sind. Es gibt noch so viel Gaumenfreuden zu entdecken!

**Tag 1**

| | |
|---|---|
| Frühstück | Brot mit Karottenaufstrich |
| Mittag | Polenta |
| Vesper | Mangoreis |
| Abendbrot | Kichererbsensalat mit Feta und Vollkornbrot |
| Naschen | Naturjoghurt |

**Tag 2**

| | |
|---|---|
| Frühstück | Grahambrötchen mit Frühlingsaufstrich |
| Mittag | Heilbutt auf Pilznudeln |
| Vesper | Obst |
| Abendbrot | Gratiniertes Tomatenbrot + Apfel-Karotten-Rohkost |
| Naschen | Nüsse |

**Tag 3**

| | |
|---|---|
| Frühstück | Naturjoghurt mit Haferflocken |
| Mittag | Hafersuppe + Schinken-Lauch-Strudel |
| Vesper | Joghurtcreme mit Apfelkompott |
| Abendbrot | Melonen-Feta-Salat |
| Naschen | Weintrauben mit Parmesan |

**Tag 4**

| | |
|---|---|
| Frühstück | Kräuterquark-Vollkornbrot |
| Mittag | Gemüsepfannkuchen |
| Vesper | Gugelhupfstück mit Fruchtkompott |
| Abendbrot | Feldsalat mit Ei-Highlight |
| Naschen | Obstteller |

**Tag 5**

| | |
|---|---|
| Frühstück | Knäckebrot + Avocado + Schinken |
| Mittag | Gemüsesuppe klar mit Huhn + Hirsenockerl |
| Vesper | Obst |
| Abendbrot | Ananas-Melonen-Salat |
| Naschen | Nüsse |

**Tag 6**

| | |
|---|---|
| Frühstück | Vollkornbrot mit leichtem Obatzter |
| Mittag | Rotbarsch auf Bohnen mit Curryjoghurt |
| Vesper | Himbeerkuchen |
| Abendbrot | Vollkornbrot mit Paprika-Nuss-Aufstrich |
| Naschen | Himbeer-Honig-Dessert |

**Tag 7**

| | |
|---|---|
| Frühstück | Vollkornbrot + Lachsaufstrich |
| Mittag | Kichererbsen-Tomatensuppe |
| Vesper | Gemüsesalat mit Tofu |
| Abendbrot | Sommerrollen |
| Naschen | Bitterschokolade |

**Tag 8**

| | |
|---|---|
| Frühstück | Hüttenkäse-Bagel |
| Mittag | Kartoffel-Bohnen-Topf |
| Vesper | Pfirsich-Mohn-Muffins |
| Abendbrot | Rot-Grüner-Farfalle-Salat |
| Naschen | Naturjoghurt + Nüsse |

**Tag 9**

| | |
|---|---|
| Frühstück | Müsli + Obst |
| Mittag | Gemüsepizza |
| Vesper | Magerquark mit Obst + Crumble |
| Abendbrot | Vollkornbrot + Lachsaufstrich |
| Naschen | Bitterschokolade |

**Tag 10**

| | |
|---|---|
| Frühstück | Eiweiß-Powerbrötchen |
| Mittag | Seeteufelmedaillons aus Salat |
| Vesper | Obstkuchen |
| Abendbrot | Quark-Sesam-Nockerl |
| Naschen | Melone mit Prosciutto |

**Tag 11**

| | |
|---|---|
| Frühstück | Schinken-Käse-Vollkornbrot |
| Mittag | Bohnenpfanne mit Schwein |
| Vesper | Naturjoghurt mit Obst + Nüssen |
| Abendbrot | Ofenkartoffel |
| Naschen | Salata Italia |

**Tag 12**

| | |
|---|---|
| Frühstück | Zazikibrot und Tomatensaft |
| Mittag | Fränkische Kartoggelsuppe |
| Vesper | Himbeer-Joghurt-Schnitte |
| Abendbrot | Gemüsepfannkuchen |
| Naschen | Dinkel-Cookies |

**Tag 13**

| | |
|---|---|
| Frühstück | Hüttenkäse-Gemüse-Toast |
| Mittag | Fruchtige Radicchiopasta |
| Vesper | Apfelkuchen |
| Abendbrot | Ratatouille-Burger |
| Naschen | Obstvarianz |

**Tag 14**

| | |
|---|---|
| Frühstück | Schinkenbrötchen |
| Mittag | Zucchini-Huhn-Risotto |
| Vesper | Mousse au Chocolat |
| Abendbrot | Huhnwraps |
| Naschen | Obstjoghurt |

**Tag 15**

| | |
|---|---|
| Frühstück | Milchreis mit Fruchtspieß |
| Mittag | Kichererbsen-Tomatensuppe + Tofu-Gemüse-salat |
| Vesper | Pinienkern-Aprikosen-Cantuccini |
| Abendbrot | Brot mit Sardinen-Auberginen-Paste |
| Naschen | Haferflockenrauten |

**Tag 16**

| | |
|---|---|
| Frühstück | Power-Müsli |
| Mittag | Energiereicher Linsensalat + Olivenbrot |
| Vesper | Rüblischnitten |
| Abendbrot | Gefüllte Feigen + Melonen-Feta-Salat |
| Naschen | Weintrauben mit Prosciutto |

**Tag 17**

| | |
|---|---|
| Frühstück | Knackiger Tagesstart |
| Mittag | Chili con Carne + Vollkornbrot |
| Vesper | Schoko-Erdbeeren |
| Abendbrot | Lachs mit verschiedenen Vollkornbroten |
| Naschen | Bitterschokolade + Nüsse |

**Tag 18**

| | |
|---|---|
| Frühstück | Früchte-Burger |
| Mittag | Curry-Paprika-Hähnchen |
| Vesper | Ananas-Melonen-Salat |
| Abendbrot | Sommerrollen + Erdnuss-Ingwer-Dip |
| Naschen | Cantuccini |

**Tag 19**

| | |
|---|---|
| Frühstück | Kräuterquark-Vollkornbrot |
| Mittag | Spargel-Garnelen |
| Vesper | Beeren-Kirsch-Grütze |
| Abendbrot | Tofubratlinge im Sesammantel |
| Naschen | Dinkel-Cookies |

**Tag 20**

| | |
|---|---|
| Frühstück | Vollkornbrot mit Tomatenaufstrich + Vitaminkracher |
| Mittag | Zwiebelsuppe mit Biskuitschöberl |
| Vesper | Himbeer-Buttermilch-Terrine |
| Abendbrot | Gefüllte Gurke + Knäckebrot |
| Naschen | Naturjoghurt mit Obst und Bitterschokoladenraspel |

**Tag 21**

| | |
|---|---|
| Frühstück | Fitness-Müsli |
| Mittag | Schinkenfleckerlgratin |
| Vesper | Sommer-Quarkdessert |
| Abendbrot | Gratiniertes Tomatenbrot |
| Naschen | Feldsalat mit Nussmix |

**Tag 22**

| | |
|---|---|
| Frühstück | Gemüse-Frühstücksteller |
| Mittag | Mais-Paprika-Salat + Spargel-Garnelen |
| Vesper | Biskuit mit Obstvarianz |
| Abendbrot | Gemüsepizza |
| Naschen | Feldsalat mit Ei-Highlight |

**Tag 23**

| | |
|---|---|
| Frühstück | Vollkornbrot mit Karottenaufstrich |
| Mittag | Minestrone |
| Vesper | Feigen in Orangenchutney |
| Abendbrot | Knäckebrot + Tofukräutercreme |
| Naschen | Feldsalat + Nüsse |

**Tag 24**

| | |
|---|---|
| Frühstück | Zazikibrot mit Tomatendrink |
| Mittag | Vitello Tonnato aus Pute |
| Vesper | Schokomousse-Insel auf Erdbeersee |
| Abendbrot | Zuckerschotensalat |
| Naschen | Fettlose Kartoffelchips |

**Tag 25**

| | |
|---|---|
| Frühstück | Vollkorn-Bagel mit Hüttenkäse + Obst |
| Mittag | Bunte Bandnudeln |
| Vesper | Obst-Quarkknödel |
| Abendbrot | Gegrilltes Mozzarella-Sandwich |
| Naschen | Naturjoghurt mit Obst + Knäckebrot |

**Tag 26**

| | |
|---|---|
| Frühstück | Pfirsich-Honig-Brot |
| Mittag | Heringssalat + Matjes |
| Vesper | Himbeer-Buttermilch-Terrine |
| Abendbrot | Polenta + Olivenbrot |
| Naschen | Beeren-Quark-Creme |

**Tag 27**

| | |
|---|---|
| Frühstück | Müsli + Vollkornbrot mit Auberginenaufstrich |
| Mittag | Gazpacho + Knoblauchsardinen + Olivenbrot |
| Vesper | Apfel-Tartes |
| Abendbrot | Linsencreme mit Makrele |
| Naschen | Hafer-Cookies |

**Tag 28**

| | |
|---|---|
| Frühstück | Vollkornbrot mit Obatzter |
| Mittag | Roastbeef mit mediterraner Kruste |
| Vesper | Apfel-Tartes |
| Abendbrot | Schwedischer Käsesalat + Olivenbrot |
| Naschen | Bitterschokolade + Nüsse |

**Tag 29**

| | |
|---|---|
| Frühstück | Schinkenbrot |
| Mittag | Schinkenfleckerlgratin |
| Vesper | Himbeer-Honig-Dessert |
| Abendbrot | Tofubratling im Sesammantel |
| Naschen | Haferflockenrauten |

**Tag 30**

| | |
|---|---|
| Frühstück | Vollkornbrot mit Aufstrich nach Wahl |
| Mittag | Wirsingrollen |
| Vesper | Quark-Nockerl auf Fruchtspiegel |
| Abendbrot | Seeteufelmedaillons auf Salat |
| Naschen | Tomatenbruschetta |

Tipp: Während des Tages sollte etwa 5-mal ein kleiner Snack aus Obst und Gemüse warten. Ideal wären 2 Auszeiten mit Früchten und 3 mit Gemüse. Genauer gesagt empfiehlt sich 1 Portion rohes sowie 1 Portion gegartes Gemüse plus 1 Portion Salat. Dabei reichen Portionen in der Größe einer Faust vollkommen aus. Dies verhindert auch mögliches übertriebenes Nachholen und Völlerei am entsprechenden Esstisch zur eigentlichen Mahlzeit!

Mit dieser kleinen Strukturierung des neuen genüsslichen Alltags wird der Umschwung mit Sicherheit ohne große Komplikationen und dabei definitiv lecker realisierbar sein. Es ist bekannt, dass aller Anfang schwer ist – schließlich wird der Mensch gern als Gewohnheitstier beschrieben. Doch nach 4 Wochen Einstieg wird sich das ganze Projekt fast schon automatisieren. Der bewusste Blick auf die wertvollen Lebensmittel und deren gesunde Inhaltsstoffe wird der persönlichen Ernährung zusätzlich einen Aroma- und Geschmackskick schenken. Nach all den kulinarischen Anregungen und praktischen Tipps wird schnell klar, dass die Reduzierung des Cholesterinspiegels keinem großen Aufwand oder einem besonderen Verzicht gleichkommt. Vielmehr bietet sich hierbei ein einfaches Mittel, um seine Zukunft unproblematischer und selbstbestimmter zu erleben. Viele der oben stehenden Gerichte sind dabei in vergleichbaren Zeitfenstern umzusetzen wie gewöhnliche Speisen bisher – nur dass sie sich deutlich positiver auf die eigene Gesundheit auswirken. Dank einer langfristigen Prävention lassen sich verschiedene Risiken mittlerweile typischer Zivilisationskrankheiten signifikant senken. In Hinblick auf die eigene Vita und mit Liebe zur Familie, den Verwandten sowie Bekannten sollte es einen wundervollen Anreiz offenbaren, sich ein wenig gesünder zu ernähren und dabei dennoch kulinarisch voll auf den Geschmack zu kommen. Präventiv ist es kinderleicht, die Cholesterinwerte in einem optimalen Rahmen zu bewahren – man muss nur zeitig genug damit anfangen, um nicht später von medizinischen Eingriffen oder pharmazeutischen Präparaten abhängig zu sein – daher nochmals „Guten Appetit!"

# IMPRESSUM


Kontakt: Heinrich Stegmaier / Heubergbogen 3/ 83561 Ramerberg
Coverfoto: 99designs
Icons: freepik.
**ISBN:** 9798809882002

Printed in Poland
by Amazon Fulfillment
Poland Sp. z o.o., Wrocław

25693308R20107